Energie & Gesundheit mit Sauerstoffwasser

VON

WALTER BINDER

MIT EINEM VORWORT VON

PROF. DR. MED. KLAUS F. KOPP EM.

MÜNCHEN

VNB-Verlag

Verlag für Naturmedizin und Bionenergetik

Impressum

Der Autor, Walter Binder ist seit 24 Jahren Heilpraktiker in eigener Praxis und Verfasser mehrerer Publikationen, darunter auch sieben Bücher zum Thema Naturheilkunde, Ernährung, Kinderhomöopathie, Akupunktur und Krebs.
Stationen: Sanitätsausbildung bei der Bundesmarine, Schiffsarztassistent auf dem "Schulschiff Deutschland", Krankenpfleger in der Münchner Nußbaumklinik (Prof. Hippius), Heilpraktikerausbildung Josef Angerer-Schule in München, 1976 HP-Prüfung, Assistenz bei HP. Manfred Kienzel. Seit Juli 1977 Heilpraktiker in eigener Praxis. Seminartätigkeit im Bereich der Persönlichkeitsbildung und Konfliktlösungen.

Adresse und Praxisanschrift:
Wildshuterstr. 10
83413 Fridolfing
Tel. 08684/ 98 46 46

Professor Dr. med. K.F. Kopp ist emeritierter Extraordinarius für Innere Medizin/Nephrologie der Technischen Universität München und war Leiter der Abteilung Nephrologie im Klinikum Rechts der Isar, München und Ltdr. Arzt des KfH-Dialysezentrums München-Ost. Als Hochschullehrer und Kliniker beschäftigte er sich seit mehr als 40 Jahren mit den schulmedizinischen Grundlagen der Inneren Medizin und speziell dem Gebiet der Diagnostik und Therapie der Nieren- und Hochdruckerkrankungen in Forschung und Lehre. Prof. Dr. K.F. Kopp führt die Zusatzbezeichnung „Hyperbar-und Tauchmedizin." In diesem Rahmen beschäftigte er sich intensiv mit dem relativ jungen Gebiet der verschiedenen neuen Möglichkeiten der Oxygenierung des Organismus und verfügt durch die Anwendung der hyperbaren Sauerstoff-Therapie in der Druckkammer bei seinen Patienten durch die Verordnung von Sauerstoffwasser über eigene wissenschaftliche und praktische Erfahrung mit der Sauerstoff-Therapie.

Die Deutsche Bibliothek – CIP-Einheitsaufnahme
Energie & Gesundheit mit Sauerstoffwasser, Walter Binder
VNB-Verlag, Verlag für Naturmedizin und Bioenergetik 2001
ISBN 3-9803742-1-1

2001, 1. Auflage

Einbandgestaltung/Titel: Max Posch Salzburg
Grafiken, Zeichnungen, Karrikaturen: Posch-Grafik, Fridolfing
Druck: Ing. Janetschek, A 3860 Heidenreichstein

Vertrieb: NOVA-Gesellschaft für Marketing und Vertrieb, Austria

ISBN: 3-9803742-1-1

Vorwort

Walter BINDER

Während ich an diesem Buch arbeitete wurde mir zunehmend klar, dass die alten Erklärungsmodelle von der biochemischen Rolle des Sauerstoffs völlig unzureichend sind. Ich hatte deshalb einige Mühe! Je mehr ich mich in den Sauerstoff vertiefte, desto abgründiger erschien er mir. Langsam wurde mir auch klar, dass ich mich wieder einmal auf eine Gradwanderung eingelassen hatte und abermals am Urgestein scharrte, in der Gefahr, den Leser und mich selbst zu überfordern. Einerseits war mein Anliegen eine komprimierte und dennoch vereinfachte Darstellung über die fundamentale Bedeutung des Sauerstoffs für die Gesundheit zu geben, andererseits konnte ich die phänomenale Wirkung des Sauerstoffwassers nur biochemisch und physiologisch begründen. Die Schwierigkeit war also, wie kann ich auch denjenigen, die keine biochemischen und medizinischen Vorkenntnisse haben, die Wirkung des Sauerstoffwassers in leicht verständlicher Form aber doch tiefer schürfend plausibel darstellen? Den Vorrang gab ich immer schon der lebendigen Praxis, da Theorien nur vorübergehende Erklärungsmodelle des Zeitgeistes sind. Die Funktionen des Sauerstoffs lassen sich auf molekularer Ebene zwar differenziert darstellen, doch sind es immer die gleichen Reaktionsbeschreibungen. Um den Sauerstoff tiefer zu verstehen genügt diese Art der Wirklichkeitsbeschreibung nicht; sie bewegt sich zu sehr im logischen Korsett, das nur einen Aspekt der Realität erfasst, vielleicht den geringsten, weil zu mechanistisch. Das "Luftelement" Sauerstoff ist wesensgemäß von sanguinischem Temperament, das des Wassers phlegmatisch. Was geschieht, wenn diese beiden so unterschiedlichen Temperamente gemeinsam zur Wirkung kommen, zeigt uns das Sauerstoffwasser; es tut sich geradezu Wundersames. Ein Zweites sind die Photonen! Sauerstoffatome (O_2), haben mit dem Sonnenlicht den innigsten Kontakt und sind deshalb auch Träger des Lichtes. Was dies in Bezug auf die tiefere Wesenserfassung des Sauerstoffs bedeutet, in Anbetracht einer multidimensionalen Wirklichkeit, dürfen wir nicht außer Acht lassen. Mehr dazu im letzten Teil dieses Buches. Es gibt aber keinen Zweifel: an dem Vorhandensein der beiden elementaren „Lebens-Vermittler“ Sauerstoff und Wasser hängt ohne Ausnahme die Existenz aller Lebewesen ab. Die Verfügbarkeit von Sauerstoff und Wasser entscheidet über Sein oder Nichtsein. Wasser und Sauerstoff mussten vorhanden sein, damit lebende Organismen vor ca. einer Milliarde von Jahren in den Urmeeren unserer Erde entstehen konnten. Ihr Organaufbau und ihr Stoffwechsel richteten sich nach der quantitativen und qualitativen Verfügbarkeit dieser beiden Elemente. Biologische und bioenergetische Vorgänge der Organismen hängen daher vom ausreichenden Wasser- und Sauerstoffangebot ab. Sauerstoff übernimmt dabei die Rolle *eines Turbobeschleunigers* im Elektronentransport. Er heizt das Feuer der Verbrennung an, verstoffwechselt die Nährstoffe in den Zellen und sorgt für den schnellen Abtransport der Abfallprodukte. Der Sauerstoff-

mangel (Hypoxie) aber auch der Wassermangel (Hydropenie) ist sehr gefährlich für die Zellen. Bei Sauerstoffmangel ist die Verbrennung der Nährstoffe unvollständig. Die Folgen sind „Müll"-Anhäufungen innerhalb der Zellen, eine regelrechte „Selbstvergiftung" durch Schlacken, die das Blut nicht mehr abtransportieren kann. Der Sauerstoff ist das Feuer in uns, das die intrazellulären Stoffwechselschlacken verbrennt, sie bewegt, und das Wasser ist das geeignete Verteilungs- und Transportmittel, das sowohl für den Zufluss der Nährstoffe als auch für den zügigen Abfluss der Schlacken sorgt. Könnte man das Körperwasser immer dann komplett austauschen, wenn es gerade noch im tolerierbaren Verunreinigungsbereich wäre, dann würde der Mensch für lange Zeit jung bleiben, denn die meisten Zellen gehen an den eigenen Ausscheidungsgiften zugrunde, d.h. sie degenerieren im schmutzigen Zellwasser, das 70% der Zellmasse ausmacht. Reines Wasser und der rechtzeitige Wechsel mithilfe der Energie des Sauerstoffs ist also die entscheidende Voraussetzung für Gesundheit und Vitalität.
Auch wenn wir noch so gute Diäten, Kräuter, Vitamine oder gar Medikamente schlucken: kaum können sie etwas bewirken, wenn dem Organismus nicht ausreichend Energie zur Verfügung steht. Die notwendige Energie für die Verbrennung von Fetten und Kohlenhydraten liefert der Sauerstoff. *Seine ständige Verfügbarkeit in ausreichender Menge ist die energetische Grundlage aller Regenerierungs- und Heilungsprozesse!*
Dass dies mit natürlichen Mitteln trotz eines zunehmenden Gesundheitsbewusstseins für viele Menschen nicht realisierbar ist, liegt daran, dass wir eigentlich von der Evolution für ein Leben wie in der Steinzeit geschaffen sind. Die moderne Zivilisation bietet jedoch so manche negativen Lebensbedingungen und Umweltfaktoren, auf welche der Einzelne gar keinen oder nur minimalen Einfluss hat. Mit der genialen Idee Wasser mit Sauerstoff anzureichern, ist es heute für Jedermann möglich, das Problem des Sauerstoffmangels auf einfache Weise zu lösen, aber auch die notwendige Wassermenge sich zuzuführen.

Vorwort

Prof. Dr. K. F. KOPP

Mit diesem Vorwort sei auch der Versuch eines Brückenschlages zwischen Naturheilkunde und Schulmedizin gewagt. Erfahrungen und Erkenntnisse, die im Westen seit Generationen und in China seit Menschengedenken gesammelt wurden, beruhen auf tradierten, nicht beweispflichtigen, aber durchaus bewährten Erfahrungen. Die moderne westliche Medizin beginnt mit der Medizin der Griechen (Hippokrates von Kos, um 460 v. Chr.) und mit der Medizin der Araber (Codex Avicenna Ibn Sina, 980-1037 n. Chr.). Sie beruht auf der Basis der bewiesenen nachvollziehbaren Evidenz (evidence based medicine). Streit entsteht, wenn Vertreter des einen Lagers das im anderen Lager Gültige bestreiten. Anlass

dazu sind leider Anmassungen und Grenzverletzungen beider Seiten. Herr Walter Binder hat in seinem Buch versucht, das Thema „Energie und Gesundheit mit Sauerstoffwasser“ aus der Perspektive der Naturheilkunde darzustellen. Wenngleich im Rückgriff auf naturwissenschaftliche Fakten der Physik (Bio-) Chemie, Biologie, Physiologie und Medizin, kann diese Betrachtungsweise nicht mit der schulmedizinischen Sichtweise völlig übereinstimmen. Wesentliche Aspekte der verschiedenen Wirkungen, ggf. auch der Nebenwirkungen von Sauerstoffwasser bedürfen noch der wissenschaftlich einwandfreien Darstellung und Ergänzung durch vorliegende oder noch durchzuführende Studien und deren Publikation, in entsprechenden Fachzeitschriften. Das vorliegende Buch ist aber darum interessant, weil es die neueste Zusammenstellung und naturheilkundliche Interpretation des derzeit vorliegenden Wissens über die verschiedenen Sauerstofftherapien ist, insbesondere über die Wirkung von oral verabreichtem, also getrunkenem Sauerstoffwasser. Dies ist das Verdienst des Verfassers des vorliegenden Buches.
Sauerstoff ist selbstverständlich auch für Naturwissenschaftler und Mediziner von größtem Interesse und spielt z.B. in der Intensivmedizin (Respirator-Therapie), der Anästhesie (Narkose), der Chirurgie (Herz-Lungenmaschine) und nicht zuletzt in der Hyperbar- und Tauchmedizin eine zentrale Rolle. Was liegt näher, den Blick über den Gartenzaun zu richten, um alles zu erfahren, was seitens der Erfahrungs- und Naturmedizin an Wissenswertem über Sauerstoff vorliegt, wobei naturheilkundliche Interpretationen natürlich erlaubt sind.
Auf Grund der inzwischen vorliegenden, randomisierten Doppelblindstudien z.B. Duncan et al [1], Eble et al [2], Forth et al [3], Schoenberg et al [4] liegen auch schulmedizinisch gesicherte Erkenntnisse mit sauerstoffangereichertem Wasser an Probanden vor, sowie eigene Erfahrungen an Patienten mit schwerer Niereninsuffizienz. Die o.g. Studien wurden unternommen, nach dem vor allem durch A. Pakdaman und weitere Ärzte breite Erfahrungen und Kasuistiken vorgelegt worden sind, siehe Anhang, S.120. Somit ergeben sich nicht nur im Bereich von Fitness, Wellness und Sport, sondern auch bei der Therapie von schwersten und chronischen Erkrankungen (Malignome, Diabetes, Herz-Kreislauf, präterminaler Niereninsuffizienz etc.) neue Möglichkeiten. Die jetzt erhältlichen Heimbereiter für Sauerstoffwasser oder dasselbe abgefüllt in Flaschen, erlauben es nunmehr jedermann, die vorbeugenden und heilenden Möglichkeiten durch tagtägliches Trinken von Sauerstoffwasser auch für die eigene Gesundheit zu nutzen.

Inhaltsverzeichnis

2. Teil

Die perorale Sauerstoffwirkung

3. Teil

Krebs

Anhang

Wasser

Wasser, der „Grundstoff“ des Lebens ist mengenmäßig der häufigste „Naturstoff“ auf unserem blauen Planeten und die Grundlage aller Flüssigkeiten. Wasser (H_2O) entsteht, wenn sich Sauerstoff und Wasserstoff verbinden, wobei der Sauerstoff einen atomaren Gewichtsanteil von 89% hält. Wasser ist das Lösungsmittel für viele Stoffe. Es ist ein ideales Medium, in dem Stoffe miteinander reagieren können und daraus viele Verbindungen entstehen. Wasser bietet somit ideale Bedingungen für den Austausch von Stoffen und den Ausgleich von Konzentrationsunterschieden. Elektronen können in ihm leicht und schnell von einem Atom zum anderen springen oder zwischen Molekülen wechseln. Durch die Verbindung von zwei Atomen Wasserstoff mit einem Atom Sauerstoff entsteht ein Wassermolekül, ein elektrischer Dipol, siehe Abb.1, mit positiven und negativen Ladungen; das Wassermolekül hat daher V-förmige Struktur.

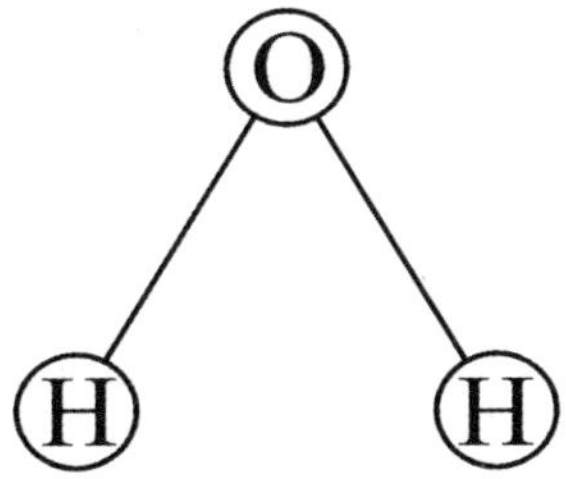

Abb.1

Das Dipol verbindet sich mit anderen Wassermolekülen über Wasserstoffbrücken zu sog. Clustern. Die Struktur dieser Cluster wird von elektromagnetischen und photonischen Einwirkungen wesentlich beeinflusst. Wasser kann daher alle Informationen aus Stoffen und Atomen speichern, auch dann noch, wenn es chemisch rein ist. Wenn Wasser verdunstet oder kocht, trennen sich die Moleküle durch thermische Energie voneinander, und es entsteht Wasserdampf. Salze lösen sich in Wasser besonders gut, wobei z.B. Kochsalz oder Meersalz (NaCl) in seine beiden Bestandteile Natrium und Chlor zerfällt und zwar als geladene Teilchen, als Ionen-Paar Na^+ und Cl^-. Somit ist Wasser trennend, indem es löst, aber auch verbindend, in dem es zusammen führt und vereint. Auch die Luft bzw. deren Bestandteile, nämlich Sauerstoff, Stickstoff, Kohlendioxyd (CO_2) und Edelgase, können sich in Wasser lösen. In der Natur wird Wasser durch Wind in Wellen und Wirbeln bewegt und dadurch mit Sauerstoff, d.h. mit dessen Energie angereichert. Was hierbei an komplizierten physikalischen Vorgängen und Prozessen stattfindet und was dies für den lebenden Organismus bedeutet, ist noch lange nicht restlos erforscht. Sicherlich finden durch die Vermittlung von Sauerstoff auch „Selbstreinigungsprozesse“ und Energietransporte statt. Nicht ohne Grund heißt es:

"Über sieben Steine muss das Wasser gehen, dann wirst Du wieder klarer sehen."

Wasser im Organismus

Der Körper des Menschen besteht zu ca. 70 % aus Wasser; andere Lebewesen z.B. Quallen, enthalten davon wesentlich mehr, andere weniger z.B. die Insekten. Könnte man das Körperwasser immer dann komplett austauschen, wenn es gerade noch im tolerierbaren Verunreinigungsbereich wäre, dann würde der Mensch für lange Zeit jung bleiben, denn die meisten Zellen gehen an den eigenen Ausscheidungsgiften zugrunde, d.h. sie degenerieren im schmutzigen Zellwasser, das 70% der Zellmasse ausmacht. Reines Wasser und der häufige Austausch ist also eine entscheidende Voraussetzung für Gesundheit und Vitalität. Die Frage, was reines Wasser ist, oder welches Wasser gesund ist, darüber gibt es unterschiedliche Auffassungen, und darauf lassen wir uns hier nicht ein. Zum Beispiel ist nur mehrfach destilliertes Wasser (Aqua destillata) chemisch rein und frei von Mineralien bzw. frei von Ionen. Je weniger Mineralien im Wasser, desto geringer die elektrochemische Leitfähigkeit und somit die Möglichkeit mehr Schlacken auszuschwemmen. In Reinluftgegenden ist z.B. der Regen relativ frei von Mineralien, aber mit Sauerstoff angereichert. Regenwasser ist sehr gesund! Die unterschiedlichen Konzentrationen von Mineralien (Calcium, Natrium, Kalium u.a.) bestimmen überdies den Härtegrad des Wassers. Die elektrische Leitfähigkeit läßt sich daher am Härtegrad des Wassers messen, nach Siemens pro cm (S cm). Wie viel und welche Mineralien für den Organismus optimal sind, darüber gehen die Meinungen ebenso auseinander. Tatsache ist, dass der französische Wissenschaftler und Hydrologe Prof. Luis-Claude Vincent nach Jahren intensiver Forschungsarbeit einen kausalen Zusammenhang zwischen der Wasserqualität und der Krankheitshäufigkeit in der Bevölkerung herausgefunden hat (Morbidität). Es gibt Befunde, wonach erhöhter Fluorgehalt im Trinkwasser den Alterungsprozess beschleunigt und hartes Wasser mit einem hohen Ionengehalt bioenergetisch ungünstig wirkt, im Sinne einer vorzeitigen Dehydrierung. Wie hoch jedoch der Ionengehalt im Wasser sein soll, darüber konnte auch Prof. Vincent keine verbindliche Empfehlung geben. Der Gesundheit am zuträglichsten ist eine mineralreiche Ernährung, bei welcher der Organismus selbst entscheidet, welche und wieviel Mineralien er in das Körperwasser aufnimmt. Übrigens soll die elektrische Leitfähigkeit des Wassers durch Sauerstoffanreicherung um ca. 11.4% zurückgehen, also eine Demineralisierung und damit eine Verbesserung der Wasserqualität (A. Pakdaman 1988).

Wenn ein Mensch austrocknet, sei es akut durch Dursten oder im Verlauf des Älterwerdens, besteht die Gefahr, dass sich wasserlösliche Schlacken als Giftstoffe ansammeln, da sie nicht ausreichend ausgeschieden werden und als „Müll“ sich im Organismus ablagern. Sie können dadurch zum Entzündungs- oder zum krebserregenden „Giftherd“ werden. Ein guter Schutz vor dieser schleichenden Austrocknung oder Selbstvergiftung ist, viel Wasser zu trinken, am besten mit Sauerstoff angereichertes Wasser, denn für den Organismus ist Sauerstoffwasser ein gutes Entgiftungsmittel, siehe auch S. 16 und 55.

Sauerstoff

Die Luft, die wir atmen, ist ein Gemisch von Gasen und besteht zu ca. 21 % aus Sauerstoff. Er kommt dort vierzig mal häufiger vor als im Wasser. In den höheren Luftschichten reagiert der Sauerstoff mit den Sonnenstrahlen und wird zum Ozon, ein blaues Gas, das unseren Planeten vor den aggressiven UV-Strahlen schützt, siehe auch S.26. Unter normalen Bedingungen ist Sauerstoff zweiwertig (O_2), d.h. das Sauerstoffatom tritt immer paarweise auf.
Die Haupteigenschaft des Sauerstoffs ist seine Fähigkeit zu oxydieren, d.h. viele Stoffe, die mit ihm in Berührung kommen, verändern sich. Wenn beispielsweise Eisen mit Sauerstoff reagiert, entsteht Rost; oder wenn sich Grünspan auf Kupfer bildet, dann ist das oxydiertes Kupfer. Die Verbindungen mit Sauerstoff bezeichnet man als Oxyde, die chemische Reaktion nennt man Oxydation. In der Chemie gibt es aber auch den umgekehrten Vorgang, nämlich den Entzug von Sauerstoff oder, was auf das Gleiche hinausläuft, die chemische Bindung von Wasserstoff. Dieser Vorgang heißt Reduktion, das ist der Fall, wenn z.B. Rost wieder in Metall umgewandelt wird. "Der Oxydation und Reduktion gemeinsam ist die Übertragung von Elektronen. Elektronen sind negative Ladungen, die in unterschiedlichem Abstand um die Atomkerne kreisen und von einer Bahn in die Bahn eines anderen Atomkerns übertragen werden können" (Prof. K. F. Kopp).
Prof. P. Karlson[5] spricht es anders, aber ebenso klar aus: "Als Oxydation wird in der Chemie allgemein der Entzug von Elektronen (e-) bezeichnet....Die Elektronen müssen als Oxydationsmittel aufgenommen werden....Reduktion bedeutet Zufuhr von Elektronen." Wenn also Sauerstoff mit einem anderen Stoff eine Verbindung eingeht, entzieht er diesem Elektronen, wodurch der Stoff oxydiert bzw. zum Oxyd wird. Beispiele für eine organische Oxydation ist die ranzige Butter oder die oxydative Umsetzung der Kohlenhydrate, Eiweiße und Fette und ihre Energieverwertung. Auch der Alterungsprozess ist ein typischer Oxydationsvorgang. Ivan Engler bezeichnet Oxydation und Reduktion als das *erste Polaritäts-Paar in der Natur* von deren Gleichgewicht die Dauer und Existenz aller Erscheinungen, zumindest auf diesem Planeten, abhängt, siehe auch Literaturverzeichnis. Eine der spürbarsten Eigenschaften der Oxydation ist, dass Energie vielfach in Form von Wärme freigesetzt wird. Ohne Sauerstoff könnte z.B. kein Feuer brennen und je mehr Sauerstoff, desto stärker das Feuer, desto größer die Hitze und desto mehr Licht! Kein Feuer ohne Sauerstoff! Durch die zellulären Oxydationsvorgänge entsteht die Körperwärme, und Stoffwechselabläufe werden beschleunigt. Man spricht daher nach wie vor von der „Verbrennung" im Stoffwechsel und meint damit Oxydationsvorgänge. Nach Fluor ist Sauerstoff das Element mit der stärksten Elektronegativität.

Warum ist Sauerstoff so reaktionsfreudig?

In der L-Schale der Sauerstoffatome sind zwei ungepaarte Elektronen stets bestrebt mit Elektronen von anderen Atomen Elektronenpaare zu bilden. Deshalb ist die Neigung des Sauerstoffs mit anderen Stoffen eine Verbindung einzugehen, so groß. Zum Unterschied von Wasserstoff ist Sauerstoff wesentlich unbeständiger, er beschleunigt alle chemischen Prozesse und sorgt dafür, dass nichts so bleibt wie es ist, sondern sich dynamisch weiterbewegt. Sauerstoff wird immer in gebundener Form aus dem Organismus ausgeschieden z.B. als Kohlendioxyd über die Lungen (CO_2). Wegen der Schnelligkeit der Oxydation und seiner großen Verfügbarkeit ist er für die Entgiftung ideal.

Sauerstoff reinigt Wasser

Im Institut für Hygicne an der Universität in Düsseldorf konnte Prof A. Pakdaman 1992 z.B. den Nitratgehalt (NO_3) von 29 mg auf 5 mg pro Liter reduzieren.[6] Das bedeutet, das giftige Nitrat, das im Grundwasser sich zunehmend anreichert, könnte mit Sauerstoff um 75% gesenkt werden. Eine chemische Erklärung gibt es dafür noch nicht. Wahrscheinlich platzen infolge der hohen Sauerstoffkonzentration die Cluster auf und lösen durch elektromagnetische Decodierung die alten Nitratschwingungen auf. Nach der WHO-Norm darf die zumutbare Höchstbelastung für Säuglinge und Kleinkindern 10 mg pro Liter nicht überschreiten, doch bei uns gilt immer noch ein Grenzwert von 50 mg/l als zulässig. Im Stoffwechsel wird Nitrat in das krebserregende Nitrosamin umgewandelt. Durch die übertriebene Gülledüngung versickert das Nitrat ins Grundwasser und gelangt so in die Auffangbecken der Wasserwerke. Die Nitratbeseitigung ist für die öffentlichen Wasserversorger das Hauptproblem. Ein weiterer Vorzug des Sauerstoffwassers ist seine *bakterizide Wirkung*. Obwohl die Wasserwerke weitgehendst keimfreies Trinkwasser aufbereiten, ist eine Verunreinigung auf dem langen Weg zu den Häusern, bedingt durch alte Rohrsysteme, Bakterienbesiedlung und Materialablösungen, kaum zu verhindern. Setzt man aber dem Leitungswasser in einem Heimbereiter eine Sauerstoffkonzentration von 70 mg pro Liter hinzu, bei einem Druck von 9,5 bar, dann sterben nachweislich 90% aller Bakterien und Viren ab.[7] Wahrscheinlich hat der erhöhte Druck in Verbindung mit Sauerstoff einen Aufreiß-Effekt auf die Membranen vieler Mikroben.

Im Vorwort erwähnte ich kurz, dass die meisten Zellen an den eigenen Ausscheidungsgiften zugrunde gehen, d.h. sie degenerieren im schmutzigen Zellwasser, das 70% der Zellmasse ausmacht. In den Clustern des Wasser werden alle elektromagnetischen Schwingungen gespeichert, wohl auch die mentalen und emotionalen Schwingungen, die wir fortlaufend selber produzieren. Wir sollten also durch Bewusstseinskontrolle darauf achten was wir denken und fühlen, denn die seelische Selbstvergiftung kann mit Sauerstoffwasser nicht beseitigt werden. Es gibt seit einigen Jahren auch gute Keramikfilter mit einer zweistufigen Filtrationsleistung, die alle schädlichen Mikroorganismen entfernen, auch die "chlorresistenten Cryptosporidien und Gardia." Des weiteren entfernen sie 90% der Bleibelastung und reduzieren um 95% das schädliche Chlor, das die Wasserwerke und die öffentlichen Badeanstalten des öfteren zur Entkeimung einsetzen. Eine unterschwellige Chlorbelastung ist deshalb gefährlich weil sie zur chronischen Übersäuerung führt und die Sauerstoffverwertung beeinträchtigen kann.

Kohlenstoff, Stickstoff, Phosphor und Schwefel

Die anderen beiden häufigsten Elemente sind der Kohlenstoff und Stickstoff. Auf sie können wir hier nicht ausführlich eingehen, doch sei gesagt, dass aus ihnen die biochemischen Bausteine des Lebens bestehen, die am Aufbau der Organismen vom Einzeller bis einschließlich des Menschen wesentlich beteiligt sind, siehe Abb. 2. Warum gerade diese vier Elemente? Ihre elementare Bedeutung haben sie wahrscheinlich deshalb erlangt, weil sie die kleinsten und leichtesten Elemente sind, die durch die Aufnahme von maximal ein (Wasserstoff), zwei (Sauerstoff), drei (Stickstoff) und vier (Kohlenstoff) stabile Elektronenkonfigurationen ausbilden können. Vor allem die Fähigkeit Elektronen mit anderen zu teilen ist die Grundlage für chemische Bindungen, die zu stabilen Molekülen führen. Zusammen mit den beiden anderen Elementen, Phosphor und Schwefel, bilden sie die molekularen Bausteine lebender Organismen. Erkenntnistheoretisch folgt daraus: Leben auf der Erde verdanken wir denjenigen Elementen, die am leichtesten bereit sind *zu teilen und sich auszutauschen*. Das sollten wir uns, die wir aus ihnen gemacht sind, besonders ins Herz schreiben.

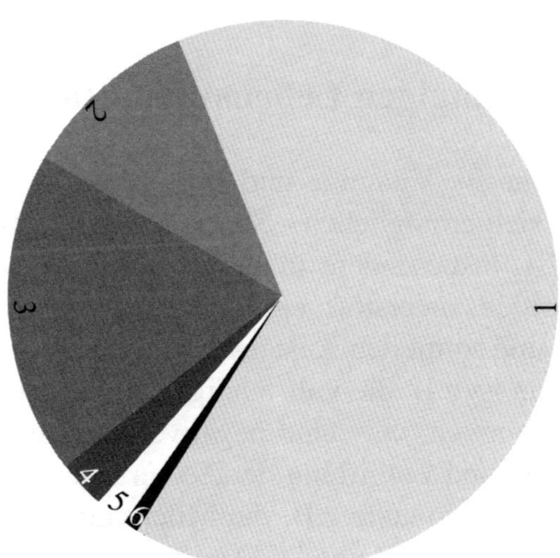

(1)	Sauerstoff 65%
(2)	Wasserstoff 10%
(3)	Kohlenstoff 18%
(4)	Stickstoff 3%
(5)	Calcium 2%
(6)	Phosphor 1%

Abb. 2

Wasser und Sauerstoff ergänzen sich

Wasser, lösend oder strukturierend (die Kolloide); Sauerstoff dynamisierend
An der Oberfläche des Wassers berührt der Luftsauerstoff die Wassermoleküle. Je nach der Wassertemperatur und der Durchmischung durch Wind und Wellen, löst er sich in unterschiedlicher Menge, sowohl im Meer als auch im Süßwasser und ermöglicht ein Leben darin. Wasser ist mengenmäßig der dominierende Bestandteil jeder Zelle. Es hat ganz besondere physiko-chemische Eigenschaften. Es ist ein ideales Lösungsmittel für die direkt verwertbaren Nahrungsstoffe und deren Stoffwechsel-Zwischenprodukte. Bei Wassermangel ist die Flüssigkeit in und zwischen den Zellen vermindert, was wir z.B. am zähflüssigen Sekret einer verstopften Nase oder am verdickten Rachenschleim unangenehm bemerken - ein untrügliches Zeichen beginnender Austrocknung. Komplexe biologische Lösungen werden zähflüssig, es kommt zur Eindickung und Ausfällung der gelösten Stoffe, zuletzt zur Eintrocknung, was natürlich mit dem Leben nicht vereinbar ist. Ist das Sauerstoffangebot nicht ausreichend, dann fehlt es am *dynamischen Elektronentransport*. Alle Stoffwechselprozesse würden zu langsam ablaufen (mangelnde enzymatische Aktivität) und im Wesentlichen bleibt der Turboeffekt aus und die Wärmebildung ist unzureichend, sodass eine Anhäufung von Stoffwechelschlacken die Folge ist, mithin der Weg in die Selbstvergiftung. Ein untrügliches Symptom mangelnden Sauerstoffs ist z.B. *ständiges Kältegefühl, Abgeschlagenheit, Appetitlosigkeit und Schlappheit.* Insgesamt fehlt es am Feuer und an der Dynamik sowie an Energie. Im Grunde lässt sich die Funktion des Wasser von der des Sauerstoffs nicht trennen, beide sind aufs engste verzahnt.

Wasser und Sauerstoff, die erstrangigen Lebensvermittler

Die wahren Lebensvermittler sind nicht die Vitamine und Mineralien, sondern solche welche die Lebensprozesse an sich ermöglichen - Sauerstoff und Wasser! Die oxydative Energie des Sauerstoffs, insbesondere in seiner reaktiven Form, aktiviert die Enzymsysteme aller lebenden, sauerstoffverbrauchenden Zellen und das Wasser macht das flüssige Milieu und somit den Austausch möglich.
Fehlt es an Wasser und Sauerstoff, dann ist z.B. die vollständige Verwertung der Mikronährstoffe in den Zellen nicht möglich, was eine negative Energiebilanz zur Folge hat, die sich für die Erhaltung und Entgiftung der Zellen höchst nachteilig auswirkt. Es entstehen giftige Abfallprodukte z.B. die Milchsäure und die Amadoriverschlackungen im Bindegewebe (H. Heine [8]). Damit ist allen möglichen Krankheiten und letztlich dem Krebsgeschehen Tür und Tor geöffnet.
Wir können also sagen: Nicht nur die ungenügende Nahrungsaufnahme oder fehlenden Mikronährstoffe sind es, dass zu wenig energiereiche Phosphate aufgebaut werden, sondern zuvorderst das unzureichende Wasser- und Sauerstoffan-

gebot, was die Zellen und den Organismus in Gefahr bringt. *Selbst wenn wir noch so viele Vitamine, Diäten, Kräuter und Medikamente schlucken, so bewirken sie kaum etwas, wenn das Energiepotential des Organismus schwach ist! Die Grundlage jedes Heilungs- und Regenerierungsprozesses ist und bleibt die ausreichende Verfügbarkeit und Verwertung von Sauerstoff und Wasser.*
Sauerstoff macht subjektiv Appetit, das kennt jeder! Insofern sorgt er auch für das richtige Hungergefühl, das wiederum veranlasst genügend Nährstoffe aufzunehmen. Die Zufuhr von Vitaminen (Coenzyme) sowie Spurenelemente und Phytofaktoren aus der Nahrung ist zwar wichtig für die Erhaltung und Regenerierung der Enzyme, doch steht dies an zweiter Stelle, denn der Appetit ist so strukturiert, dass der Mensch normalerweise instinktiv solche Nahrungsmittel wählt, welche die benötigten Nährstoffe beinhalten. Vorrangig muss Wasser und Sauerstoff als Lösungsmittel und Energiequelle in stets ausreichender Menge verfügbar sein!

Der Mensch:
Vielleicht kann er drei Minuten ohne Sauerstoff auskommen,
vielleicht drei Tage ohne Wasser existieren
und vielleicht zwei Monate ohne Nahrung überleben!

Die Bedeutung des gelösten Sauerstoffs im Wasser

Im Wassermolekül ist der Sauerstoff stabil an den Wasserstoff gebunden und löst sich erst bei ca. 2000 Celsius allmählich aus den atomaren Bindungen. Im Wasser kommt der Sauerstoff jedoch auch massenhaft in gelöster Form vor z.B. als feine Luftbläschen, die teilweise aus der Atmosphäre stammen, teilweise aus den Wasserpflanzen z.B. aus dem Phytoplankton der Ozeane. Das Meeresplankton, das durch Photosynthese das Kohlendioxyd abbaut und große Mengen Sauerstoff ins Wasser abgibt ist der Hauptlieferant des Sauerstoffs und ein wesentlicher Faktor für die organische Vielfalt unseres Planeten z.B. für die Entwicklung der Lungenatmer. Schon daran zeigt sich, welch immense Bedeutung der gelöste Sauerstoff in den Ozeanen für das Leben auf der Erde hat. Vor allem die planktonreichen, kalten Meeresströmungen (Humboldtstrom) transportieren besonders viel gelösten Sauerstoff; das erklärt den Fischreichtum in diesen Gewässern. Noch höhere Konzentrationen gelösten Sauerstoffs kommen vor allem dort vor, wo das Wasser mit der Luft in inniger Berührung ist. Wer sich schon mal hinter einem Wasserfall aufhielt, weiß wie "*geschwängert*" dort die Luft mit Sauerstoff ist. Eine ähnlich hohe Konzentration enthalten Gebirgsbäche, wo das Wasser viele Felsvorsprünge und Stufen überwinden muss. Überall in der Natur, wo Wasser mit der Umgebungsluft intensiven Kontakt hat und in ständigen Wirbelbewegungen zahllos aufperlt, reichert sich Wasser mit Sauerstoff an. Diese wirbelnden

Bewegungen laden das Wasser mit Energie auf, codieren es mit besonderen Naturinformationen, über deren gesundheitliche Bedeutung bereits wichtige Erkenntnisse vorliegen, siehe auch Literaturverzeichnis (I. Engler).
Im günstigsten Naturfall, sind maximal 12-13 mg Sauerstoff in einem Liter Wasser gelöst. Diese natürliche Vollsättigung nimmt mit zunehmender Oberflächenruhe immer mehr ab. Quellwasser z.B. hat etwa 11 mg und beim Leitungswasser kann der Sauerstoffgehalt bis auf 4 mg zurückgehen. Dabei spielt auch die Temperatur und der Luftdruck eine Rolle. Im kalten Wasser hält sich der Sauerstoff länger als im warmen und je höher der Luftdruck, desto mehr gelösten Sauerstoff nimmt das Wasser auf. Fische, die in sauerstoffreichen Gewässern (Forellenarten) leben, gedeihen am besten, deshalb wird in Aquarien mittels technischer Vorrichtungen (Perlator) Luft eingeblasen, um Zierfische möglichst prächtig zu erhalten. Mineralwasser, das mit Kohlensäure versetzt ist, enthält nur noch ca. 2 mg gelösten Sauerstoff. Keinen Sauerstoff mehr enthalten gekochtes Wasser, Tee, Kaffee oder Instantbrühen.

Mit Luftsauerstoff angereichertes Wasser?
Von mehreren Seiten wird vor Überdosierungen mit medizinischen Sauerstoff angereichertem Wasser gewarnt, welches O_2-Konzentrationen über 20 mg/l enthält. Insbesondere wird der Anstieg von freien Radikalen ins Feld geführt! Solche Behauptungen entbehren jeder Grundlage und sind irreführend. Inzwischen ist erwiesen, dass erst ab einer Sauerstoffkonzentration von 40 mg/l. der Sauerstoffpartialdruck signifikant ansteigt.[9] Fakt ist auch, dass Sauerstoffwasser erst ab einer Konzentration von knapp 35 mg/l. einen leichten Anstieg des Ascorbylradikals auslöst.[10]
Dagegen steht jedoch das höher zu bewertende Faktum, dass bei einer Konzentration von 70 mg/l., die Effektivität der zellständigen Radikalfänger (SOD, GPO,) um ca. 26% zunimmt, siehe auch S.124. Die gefährliche Lipidperoxidation z.B. durch das Hydroxylradikal, wird also deutlich gesenkt. Der Anstieg der Radikalen nach Einnahme von 0,3 Liter mit 70 mg/l angereichertem Sauerstoffwasser, ist der gleiche, wie bei einem gemütlichen Dauerlauf, ich zitiere Prof. Dr. med. Schoenberg: *"Der Anstieg der Radikale von 30 und 60 Minuten nach Trinken des oxygenierten Wassers ist vergleichbar mit einem moderaten, körperlichen Training. Es ist deshalb relativ unwahrscheinlich, dass diese niedrige und zeitbegrenzte Freisetzung von Sauerstoffradikale, in irgendeiner Weise schädigend wirkt."*
Im Internet wirbt z.B. jemand mit einem Heimbereiter und behauptet mit bloßen Luftsauerstoff könne er damit auf 25 mg/l. anreichern. Der Luftsauerstoff soll dabei durch manuelles Pumpen in das Leitungswasser (0,3 Liter) eingebracht werden. Mit dieser simplen Belüftungstechnik läßt sich Leitungswasser auf kei-

nen Fall auf 25 mg/l Sauerstoff anreichern, das kann man leicht vorrechnen! Ein Liter Leitungswasser kann mit nahezu hundertprozentigen, medizinischen Sauerstoff (99,98%) maximal auf 70 mg/l. angereichert werden, wobei allerdings ein Druck von 9,5 bar herrschen muß, wie beim Oxywell-Heimbereiter. Wenn jedoch nur 21% Sauerstoff, entsprechend dem Anteil der Luft, zur Verfügung stehen, müssen wir also 78% des Gewichtsanteils abziehen, daher liegt die Obergrenze bei höchstens 14,5 mg/l Sauerstoffanreicherung. Solche Heimbereiter arbeiten aber ohne Überdruck, daher können auch die 14,5 mg nicht erzielt werden. Wie will man also plausibel die 25 mg begründen? Das Argument, dass diese Sauerstoffkonzentration der physiologischen Lungenaufnahme entspricht und deshalb dem Körper am zuträglichsten sei, ist so nicht haltbar. Die Lunge nimmt durch Diffusion Sauerstoff, Stickstoff und minimal CO_2 auf, wobei auch der Stickstoff zu 3% ins Blutplasma übergeht.[11] Wird Luft-Sauerstoffwasser getrunken, dann geht über den Magen-Darmkanal auch der vergleichsweise hohe Stickstoff (78%) ins Blutplasma und konkurriert möglicherweise mit dem venösen O_2-Partialdruck, der ja ansteigen soll. Wenngleich das Wasser aus solchen Heimbereitern wohl kaum Stickstoffembolien auslösen, so ist jedenfalls mit Luftsauerstoff angereichertes Wasser physiologisch keinesfalls zu empfehlen. Stickstoff ist überdies in höherer Konzentration ein Nervengift. Einig ist man sich nur in der Frage der Notwendigkeit der peroralen Sauerstoffeinnahme, und dass die Sauerstoffverfügbarkeit nicht mehr die gleiche ist, wie vor 50 Jahren. Die zweite Lunge im Darm ist für viele heute notwendig! Was die Dosis betrifft, gehen die Meinungen allerdings auseinander. Es geht aber nicht um bloße Meinungen, sondern um wissenschaftliche Beweise und um medizinische Praxiserfahrung. Erst zwischen 35 und 40 mg. Sauerstoff pro Liter, ist eine medizinische Wirkung nachweisbar!

1.Teil

Sauerstoffmangel ist Energiemangel

Was zeichnet einen jugendlichen Organismus gegenüber einem alternden besonders aus? Ist es nicht die kraft- und schwungvollere Präsenz und der spontanere Einsatz, was ihn so optimistisch und voller Tatendrang macht? Ja, er hat mehr Energie und in der Jugend scheint sie unerschöpflich! Diese Energie bezieht er auch aus dem Sauerstoff, den er mit jedem Atemzug besser nutzt als ein alternder Organismus. Charakteristisch bei älteren Menschen ist das Absinken ihrer körperlichen und mentalen Leistungsfähigkeit. Aus physikalischer Sicht ist es die Verschlechterung des Energiestatus, d.h. mit zunehmendem Alter wird die Ausnutzung des Sauerstoffangebotes immer ineffizienter und bewirkt allmählich die Verringerung aller Funktionen.
Doch trotz der nachlassenden, mentalen und physischen Leistungsfähigkeit hat der ältere Mensch dem Jüngeren eines voraus: Weitblick und Lebensweisheit! Auf der geistigen Ebene kommt es nicht mehr auf Leistung an, sondern *auf das Wesentliche.* Die Unerfahrenheit junger Menschen braucht die schnellere Anpassung und mentale Beweglichkeit, darum braucht der junge Mensch mehr Energie, um die kommenden Hürden zu meistern, damit er notwendige Erfahrungen machen kann. Der ältere Mensch sieht nur den Kern einer Sache; er kann daher lässig abwinken, wo der Trieb und Drang nach Wunderbaren sucht, klar erkennend, dass vieles nur ein Haschen nach dem Wind ist. Das ist der besondere Wert, den "die Alten" in die Gesellschaft einbringen sollen, und er ist unverzichtbar. Leider wird dieser Wert heute allzu oft vergessen bzw. ignoriert in einer Gesellschaft, die auf gefährlichen Abwegen ist.

Erhöhter Sauerstoffspiegel kann viele Krankheiten verhüten

Prof. von Ardenne: ein Pionier der Sauerstofftherapie
Mit den umfassenden Sauerstoffmessungen, die Prof. von Ardenne seit 1969 in Dresden an ca. zehntausend Probanden durchführte, konnte er die gesundheitliche Bedeutung und Wirkung des Sauerstoffs statistisch untermauern und führte damit einen neuen, außerordentlich wichtigen Parameter in die Medizin ein, *den Energiestatus,* der durch den Messwert des Sauerstoffgehaltes im Blut bestimmt wird. Es ist unbestritten sein Verdienst, bei vielen Medizinern das Bewusstsein für Energie und Sauerstoff geweckt und geschärft zu haben. Prof. von Ardenne, der hochbetagt im letzten Jahrzehnt verstarb, sah im Sauerstoffstatus eine *Kerngröße* der energetischen Situation des Organismus. Für ihn als Physiker zählten nur quantitative Messdaten z.B. der Ruhe pO_2-Fluss im Blut (Sauerstoffpar-

tialdruck) oder der Ruhe-pO_2 während der Aufnahme über die Lungen. Diese Messdaten sagten ihm über den energetischen Status mehr, als Hautspannung, Muskeltonus oder das äußerliche Erscheinungsbild. Er kam zu dem plausiblen Schluss, dass Sauerstoffmangel die primäre Ursache vieler Krankheiten und Beschwerden ist, vor allem im höheren Alter. Sauerstoffmangel sei auch eine der Hauptursachen für die Schwächung des Immunsystems und erhöhe somit das Risiko chronischer Erkrankungen, siehe auch S.35.
Damit war klar, dass präventive Medizin (vorbeugend) für ihn zu aller erst in der Beseitigung des chronischen Sauerstoffmangels anzusetzen habe, und das über einen möglichst langen Zeitraum; und er machte auch auf die noch ungenutzten Möglichkeiten der Sauerstofftherapie aufmerksam. Ergänzend möchte ich hier auch auf den weit verbreiteten, chronischen Wassermangel hinweisen, der leicht vergessen wird, und der in der präventiven und therapeutischen Medizin von mindestens gleichrangiger Bedeutung ist (siehe auch S.112, über die Folgen des chronischen Wassermangels). Nach Prof. von Ardenne, der sich mit seinem Anliegen stark identifizierte, hat die konsequente Sauerstoffanwendung gegenüber allen anderen Methoden die breiteste Schutzwirkung. Er nennt hierfür zehn Punkte:

1. Alle Krankheiten, die im Wesentlichen auf Sauerstoffmangel beruhen z.B. Angina pectoris, Atemnot, periphere Durchblutungsstörungen in den Armen und Beinen oder ungleiche Blutverteilung, zu hoher, aber auch zu niedriger Blutdruck, rheumatische Erkrankungen, Gelenksentzündungen, diverse Lebererkrankungen und insbesondere Erkrankungen des zentralen Nervensystems, einschließlich der Sinnesorgane von Augen, Ohren und Nase

2. Die Verminderung der Krankheitsanfälligkeit z.B. Erkältungskrankheiten und grippale Infekte

3. Verringerung des Risikos chronischer Krankheitszustände und der Mehrfacherkrankung insbesondere im höheren Alter

4. Verbesserte und schnellere Rehabilitation, d.h. die Rückführung von Pflegefällen in eine selbständige Lebensweise

5. Senkung des Operationsrisikos im mittleren und höheren Alter

6. Beschleunigter Heilungsverlauf, geringere Rückfallquote, weniger Komplikationen

7. Senkung vieler Nebenwirkungen von Medikamenten, von Strahlenbehandlung und Umweltgiften

8. Besserer Verlauf des Geburtsvorganges; gesündere und widerstandsfähigere Babys

9. Geringeres Krebsrisiko, infolge eines dynamisierten Immunsystems

10. Steigerung der Vitalität und kraftvollere Lebensweise

Und schließlich eine höhere Lebenserwartung mit verbesserter Lebensqualität.

Was ist ein Sauerstoffpartialdruck?
Die Menge des Luftsauerstoffs, der in einer Lösung aufgenommen werden kann, wird zum einem vom herrschenden Luftdruck bestimmt. Zum anderen, von dem prozentualen Anteil des Sauerstoffdruckes, der in der Umgebungsluft enthalten ist. Das ist der sogenannte Sauerstoffpartialdruck (pO_2). In der Umgebungsluft beträgt der Sauerstoffpartialdruck ca. 160 mm Hg, wenn der Sauerstoffgehalt bei 21% liegt. Weil der Sauerstoffpartialdruck mit dem Absinken des atmosphärischen Gesamtdrucks (dünne Luft) weit absinkt, brauchen Bergsteiger, die in Tibet oder Nepal die Achttausender ersteigen, ab 7000 m Sauerstoffmasken.
Wenn Luft eingeatmet wird, herrscht in den Lungenbläschen ein bestimmter Sauerstoffdruck, der dafür sorgt, dass der Sauerstoff per Diffusion durch die Lungenbläschenwand ins Blut gelangt. Erreicht dieser Druck ca. 100 mm Hg, dann wird die Bindungskapazität des Hämoglobins mit Sauerstoff nahezu gesättigt. Zur Physiologie des Sauerstofftransportes zu den Zellen soll hier nur so viel erwähnt werden, dass über feinste Gefäßverzweigungen (Kapillaren) der Sauerstoff zu den Zellen gelangt, wo er diffusiv in die Zelle eintritt. In den Arterien, in denen sauerstoffreiches Blut fließt, ist der pO_2 ungleich höher als in den Venen, die sauerstoffarmes Blut führen. Man bestimmt den Sauerstoffpartialdruck in Ruhe oder in Bewegung, um Auskunft über die Leistungsfähigkeit, die Sauerstoffausschöpfung und letztlich über den Gesundheitszustand zu erhalten. Der Sauerstoffpartialdruck ist daher ein wichtiger Parameter der Leistungsfähigkeit z.B. in der Sportmedizin. Je gesünder und jünger ein Mensch ist, desto höher auch der pO_2; bei Kranken ist er meist erniedrigt. Die Bestimmung des venösen wie arteriellen pO_2 kann durch Blutentnahme geschehen. Es gibt heute kleine elektronische Geräte, die über die Haut den arteriellen pO_2 messen. Abweichungen von der Norm können hier über den individuellen Gesundheitszustand Aufschluss geben. Wer Sauerstoffwasser trinkt, verbessert den arteriellen und venösen pO_2 und hat damit gute Chancen Krankheiten zu vermeiden, siehe auch S.35.

Erhöhung der Sauerstoffaufnahme durch die Sauerstoff-Mehrschritt-Therapie (SMT)

Prof. von Ardenne versuchte mit Statistiken den wissenschaftlichen Nachweis zu erbringen, dass die programmierte Anreicherung des Blutes mit der von ihm entwickelten Sauerstoff-Mehrschritt-Therapie eine anhaltende Steigerung des arteriellen Ruhe-pO_2 und eine ebenso anhaltende Senkung des venösen Ruhe-pO_2 möglich macht. Die Erfolge führte er auf vegetativ gesteuerte *Umschaltvorgänge* in der Blutmikrozirkulation zurück, die mit der konsequent angewandten Sauerstoff-Mehrschritt-Therapie (SMT) *antrainierbar* ist.[12] Gemäß seinen Untersuchungsergebnissen, kann z.B. ein 80-Jähriger den Sauerstoffpartialdruck eines 55-Jährigen erreichen, wenn er die SMT regelmäßig durchführt. In der systematisch-rhythmischen Sauerstoffanreicherung des Blutes sieht er eine *Basisbehandlung,* welche die therapeutische Wirkung von Kuren und anderen Heilmaßnahmen wesentlich verstärkt, worin ich ihm nur zustimmen kann. Längerfristig angereichertes Blut mit Sauerstoff dynamisiert also alle Funktionen im Körper und hebt den energetischen Status erheblich an. Wesentlich für den Heilungsverlauf ist das Energieniveau des Organismus. Es entscheidet, wie schnell die Gesundheit wieder hergestellt wird, und es ist die Grundlage für jeden Regenerierungsprozess z.B. wie die körpereigene Abwehr, das Immunsystem, reagiert, das ja einen Teil der Gesamtenergie für die ständige Mauserung und die umfassenden Schutzaufgaben beansprucht.

Hindernisse bei der Sauerstoff-Mehrschritt-Therapie

Die SMT lässt sich nur im Rahmen einer Kuranwendung durchführen und bedarf der medizinischen Aufsicht durch den behandelnden Therapeuten. Zudem ist sie apparativ aufwendig, da Inhalationsmasken und Sauerstoff-Flaschen in den Behandlungsräumen aufgestellt werden müssen. Der antrainierbare, vegetative Umschalteffekt in der Blutmikrozirkulation, der den Sauerstoffstatus über mehrere Monate verbessert (4-5 Monate) ist zudem nur dann zu erwarten, wenn die Therapie über längere Zeit regelmäßig durchgeführt wird z.B. der Mehrschritt-Standardprozess in 18 Tagen, in dem täglich zwei Stunden in Ruhe inhaliert wird. Unkontrollierte Selbstanwendungen ohne Sachkenntnis können Nebenwirkungen haben, die den Therapieerfolg zunichte machen. Wie sich inzwischen herausstellte, ist die Erhöhung des pO_2-Wertes bei der peroralen Sauerstoffanwendung wesentlich müheloser und prompter erreichbar, was auch nicht überrascht, da die O_2-Aufnahme über den Magen-Darmkanal enorme Kettenreaktionen im Blut auslöst, siehe S.110.

Andere Sauerstofftherapien

Hämatogene Oxydationstherapie nach Wehrli

Eine andere Variante ist die hämatogene Oxydationstherapie, kurz HOT genannt. Dabei wird dem Patienten Blut entnommen, in einem Gerät mit UV-Licht bestrahlt und gleichzeitig mit Sauerstoff angereichert und wieder injiziert. Mit dieser Methode wird dem Körper ein sehr wirkungsvolles Oxydationsmittel zugeführt, das mit den Doppelbindungen vieler organischer Moleküle unter Bildung zyklischer Verbindungen reagiert. Singulett-Sauerstoff stimuliert die antioxydativen Abwehrmechanismen und schärft das zelluläre Immunsystem gegen das eigene Blut. Die HOT hat durchaus einen positiven Dominoeffekt auf die Erythrozyten, auf den Immunstatus und hat Initialwirkung auf das System der Radikalfänger. Auch sie läßt sich nur in der Praxis oder stationär durchführen und ist nicht ganz frei von so manchen unangenehmen Nebenerscheinungen, da sie chronische Krankheitszustände in akute Formen überführen kann.

Ozontherapie

Eine weitere Variante der medizinischen Sauerstoffanwendung ist die Ozontherapie. Das blaue Gas Ozon, hat drei Sauerstoffatome und ist hochgiftig. Es kommt normalerweise nur in höheren Luftschichten vor und entsteht, wenn Sauerstoff mit den UV-Strahlen der Sonne reagiert. Bringt man Ozon jedoch mit reinem Sauerstoff in eine wohldosierte Mischung, dann entfaltet es heilende Wirkung. Manche Patienten reagieren auf Ozon allergisch und vertragen es nicht. Da ich jahrelang selber damit praktisch gearbeitet habe, weiß ich, wovon ich rede. Die Dosis macht eben das Gift, sagte schon unser Altmeister Paracelsus. Heute gibt es sichere und technisch ausgereifte Geräte, mit denen eine genaue und stabile Dosierung möglich ist. Es gibt viele Krankheiten, die mit Ozon erfolgreich behandelt werden können. Allen ist gemeinsam, dass sie entweder aus Durchblutungsstörungen oder aus einem Sauerstoffmangel resultieren. Die antivirale Wirkung, die man dem Ozon immer nachsagt, ist zwar wegen der Toxizität des Ozons plausibel, doch letztlich ist es der gesteigerte Durchblutungseffekt, der den Viren und Mykoplasmen den Garaus macht. Auch die Ozontherapie lässt sich nur ambulant durchführen und stößt bezüglich der individuellen Verträglichkeit auf gewisse Grenzen.

Intravenöse Sauerstoffgaben nach Regelsberger

Außerdem gibt es noch die intravenöse Sauerstofftherapie (Oxyvenierungstherapie) wo reiner (medizinischer), zweiwertiger Sauerstoff direkt in die Vene am liegenden Patienten eingeführt wird. Stufenweise wird dann zwischen 10 ml bis 50 ml in steigender Dosierung appliziert. Dieses Verfahren lässt sich nur an guten Venen anwenden, da bis zu fünfmal in der Woche intravenös verabreicht wird, allerdings mit der Gefahr, dass die Cubitalvenen durch häufiges Einstechen allmählich vernarben; zudem besteht ein Restrisiko durch Gasembolie. Im übrigen ist meinen Beobachtungen zufolge, diese invasive Methode nicht geeignet, die Mechanismen der autonomen bzw. vegetativen Selbstregulation zu trainieren, wie bei der SMT, bei dosiertem Sport, bei Atemübungen (Pranayamatechniken) oder bei der peroralen Sauerstoffanwendung.

Sauerstoffmangel wohin man schaut

Wie wichtig genügend Sauerstoff ist, merkt jeder, dem für eine gewisse Zeit die Luft weg bleibt, sei es, dass man zu lange unter Wasser ist oder auch, wenn man willkürlich die Luft anhält. Spätestens nach zwei Minuten ist es vorbei und jeder schnappt nach Luft. Sauerstoff ist eben der am dringendsten benötigte Lebens-Stoff und ohne ihn läuft nichts. Organe mit einem sehr hohen Sauerstoffbedarf z.B. Herz, Gehirn, Rückenmark, Leber und Niere, reagieren besonders empfindlich, wenn ein Mangel auftritt. Das gleiche gilt für ganze Organsysteme, vor allem Kreislauf, Nerven- und Immunsystem. Geraten sie in ein chronisch-unterschwelliges Sauerstoffdefizit, so treten systemische Erkrankungen auf, die irreversible d.h. bleibende Schäden hinterlassen. Es überrascht daher nicht, dass viele Erkrankungen mit Sauerstoffmangel einhergehen, und das um so mehr, seit der Sauerstoffgehalt der Erdatmosphäre in den industrialisierten Regionen immer mehr abnimmt besonders wenn die Schadstoffbelastung, insbesondere das Kohlenmonoxyd und die Stickoxyde der Autos hoch ist. Die unzähligen Verbrennungsmotoren, der gigantische Sauerstoffverbrauch des Flugverkehrs (Jumbos) und der Schwerindustrie bewirkt, dass die Atmosphäre immer mehr ausdünnt. Die tatsächliche Sauerstoffkonzentration beträgt vielerorts statt 21% nur noch zwischen 18-19%. In einigen Großstädten z.B. in den Schluchten der Wolkenkratzer wie in New York oder Tokio, soll während des Smog-Alarms der Sauerstoffgehalt gerade mal noch 10% sein, das klingt unglaublich, ja apokalyptisch.[13] *Wenn aber die natürliche Sauerstoffverfügbarkeit nicht mehr hinreichend gewährleistet ist, dann müssten längst die Alarmglocken schrillen.* Da wundert es niemanden mehr, wenn ca. zwei Drittel der Menschen in den hochindustriealisierten Staaten unter mehr oder weniger Sauerstoffmangel leiden. Tendenz steigend!

Die harten Tatsachen des globalen Sauerstoffrückganges
Seit Millionen Jahren hatte der Sauerstoff den quantitativ höchsten Anteil auf der Erde, doch nun, wird die Luft sozusagen immer dünner! Auch der chemische Abbau durch FCKW mag dazu beigetragen haben. Den Beweis dafür, dass die einstige Sauerstoffverfügbarkeit nicht mehr gegeben ist, sehen wir an der steten Ausdehnung des Ozonloches. Das 1985 über der Antarktis entdeckte riesige Loch, hat bis heute eine Ausdehnung von ca. 30,2 Millionen Quadratkilometer

erreicht, etwa doppelt so groß wie Europa, das entspricht 5,25% der Erdoberfläche, siehe Abb.3. Wenn wir diese 5,25% vom atmosphärischen Sauerstoffanteil (21%) abziehen, dann entspricht das einem Sauerstoffrückgang von 1,26%. Theoretisch hätten wir also noch 19,74% Sauerstoff in der Luft. Dieser Anteil wird mit Kohlenmonoxyd, Stickoxyd und anderen Industriegasen durchmischt, bzw. überlagert. Alle Anzeichen sprechen dafür, dass im nördlichen Polarkreis demnächst ein zweites, riesiges Ozonloch entsteht. Die katastrophalen Folgen sind der WHO und allen Verantwortlichen sehr wohl bekannt: mutagene Veränderungen, Keimschädigung an allen Organismen, Netzhautzerstörung mit Erblindungsgefahr und Hautkrebs auf den sonnenbeschienenen Seiten des Körpers. Wenn jetzt schon die Schafe in Feuerland erblinden, was wird dann mit den Menschen in Neuseeland, Australien und Südamerika geschehen? So wie oben, so unten und umgekehrt, lautet das alte hermetische Gesetz. Die Sauerstofflöcher in unserer Atmosphäre dürften, wenn das so weitergeht, in den nächsten Jahrzehnten apokalyptische Ausmaße annehmen! Die globale, pathologische Situation des neuen Jahrtausends könnte sein: unterschwelliger, chronischer Sauerstoffmangel aller Organismen und verschmutzte Gewässer! Wasser wird dann zu einem sehr kostbaren Nass, das seinen Preis hat. Das aber bedeutet im Klartext: Wenn unsere Kinder und Enkel nicht todkrank dahinsiechen sollen, muss ein ganz neues Wertebewusstsein kommen, ein in die Praxis umgesetztes neues Umwelt- und Konsumverhalten.

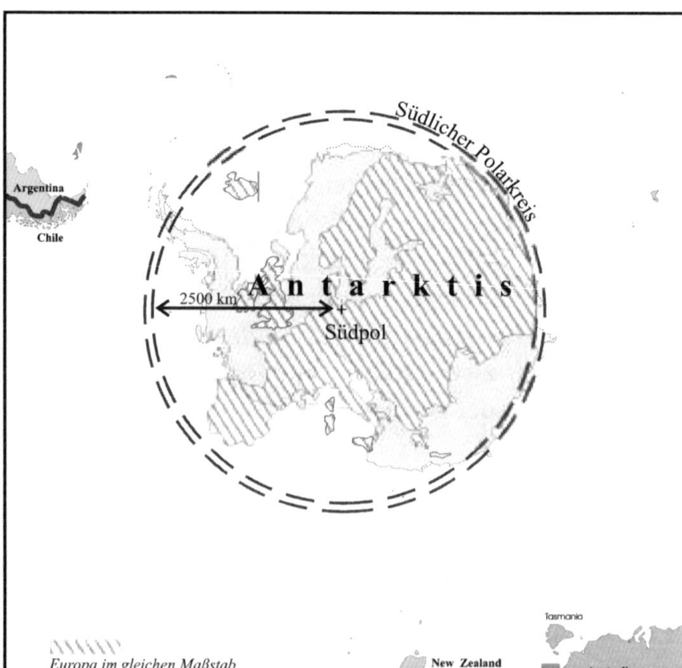

Abb. 3

Sauerstoffarmes Wasser

Nicht nur die Luft wird immer sauerstoffärmer, sondern - einmal abgesehen von der zunehmenden Verunreinigung - auch das Wasser, ein ebenso wichtiger Lebens-Stoff. Die Wasserwerke, die das Trinkwasser z.T. chemisch entsäuern, chlorieren und fluorisieren, pumpen es in langen Rohrsystemen unter Druck zu den Häuser, so dass der Sauerstoffgehalt immer mehr abnimmt, so sehr, dass nicht mal Fische darin überleben könnten. Es gibt Befunde, wonach die Cluster im Wasser Informationen speichern und zwar auch solche, die längst aus dem Wasser verschwunden sind z.B. Schwermetallbelastungen. Deshalb gibt es auch alternative Verfahren, welche die Cluster durch spiralige Verwirbelungen auflösen sollen, um sie von schädlichen Informationen zu befreien. Früher, als unsere Urgroßeltern ihre eigenen Brunnen und Quellen hatten, war das alles nicht nötig. Das Wasser war natürlich verfügbar und wesentlich sauerstoffreicher, im Schnitt um die 10 mg pro Liter.

Folien-fast-food

Auch viele Nahrungsmittel in Dosen, Pappschachteln oder luftdichten Verpakkungsfolien sind sauerstoffarm und aus den erhitzten "Mikrowellen-Menüs" entweichen die letzten noch verbliebenen Sauerstoffatome. Auch fettige Speisen z.B. Gebackenes aus der Fritteuse, reduzieren den Sauerstoffanteil drastisch, teilweise bis auf Null. Weißes Mehl, Zucker, koffeinhaltige Getränke (Kaffee und Cola) und Alkoholika, allen aber voran der Tabakrauch sind Sauerstoffräuber, und gerade deshalb dürfte eine zusätzliche Sauerstoffdusche über den Darm die einzige Alternative sein, um das chronische Defizit wieder auszugleichen.

Völlerei senkt den Sauerstoff im Blut

Ein weiterer Faktor ist das überreiche Eiweiß-, Fett- und Zuckerangebot in modernen Informationsgesellschaften, an dem sich viele zu Tode mästen. Dieses "Zuviel" ist ein Grund, weshalb Sauerstoffmangel entsteht, denn das Blut - ständig vollbepackt mit Nährstoffen - kann weniger Sauerstoff transportieren, vor allem das Bauchblut, das vom Darm zur Leber fließt. Erwiesen ist auch, dass durch die Überschwemmung mit Eiweiß, Zucker und Fetten, die kleinen Blutgefäße, die Kapillaren, verstopfen und die roten Blutkörperchen (die den Sauerstoff transportieren) daran hindern ihn an die Zellen abzuliefern. Prof. L.Wendt spricht gar von Eiweißverkleisterungen in den kleinen Blutgefäßen und präsentierte schauerliche Befunde, die zeigen wie die Nieren durch die Eiweißmast allmählich dicht machen.[14]

Bequeme Lebensweise

Auch unsere Lebensweise ist alles andere als gesund. Wir Wohlstandsbürger werden immer bequemer! Wir wohnen in klimatisierten, beheizten Häusern, brauchen nur noch bequem ins Auto zu steigen, fahren zum Arbeitsplatz, sitzen meist in vollklimatisierten Büros, wo wir uns nur wenig bewegen müssen. Sozusagen schwingen wir uns von einem Sitz bequem in den nächsten. Beim Einkaufen in der Freizeit schlendern wir durch angenehme Großhallen und packen unsere Einkäufe in leicht schiebbare, chromblitzende Einkaufswägen. Den meisten fehlt es nur an Bewegung und an frischer Luft. Die ach so hochgelobten Klimaanlagen transportieren zwar viel Frischluft und Abluft, doch diese Luft ersetzt nicht den Spaziergang im Freien, denn sie ist arm an ionisiertem Sauerstoff - die Sauerstoffvitamine - wie sie I. Engler treffend nannte. Deshalb sind viele Büro-Kollegen unter solchen Bedingungen oft unerklärlich müde, obwohl sie ausreichend schlafen. Nur ein kleiner Teil der Bevölkerung bewegt sich regelmäßig im Grünen, treibt konstant Sport und versorgt sich mit naturbelassener Frischkost.

Bewegungsmangel

Bewegungsmangel bedingt Durchblutungsstörungen, d.h. die kleinen Blutgefäße in der Endstrombahn sterben langsam ab. Weil sie durch die fehlende Bewegung nicht mehr durchflutet werden, verkümmern sie. Und der Sauerstoff? Auch wenn er ausreichend im Angebot ist, kann er bei Bewegungsmangel die Zellen nicht mehr erreichen. Die Folgen von Sauerstoff- und Bewegungsmangel sind vorzeitiges Altern, Zellstoffwechselstörungen und viele Krankheiten. Spürbar wird dies zuerst in der schnellen Ermüdung, Erschöpfung, Abgeschlagenheit, Antriebslosigkeit, sowie in der erhöhten Anfälligkeit für Erkältungen und grippale Infekte.

Fazit

Betrachten wir diese beunruhigenden Tatsachen nüchtern, so ist bei allen die gezwungen sind in Büro- oder Verkaufsräumen zu arbeiten, ein chronischer Sauerstoffmangel ziemlich wahrscheinlich. Nur eine Minderheit arbeitet im Freien. Dies garantiert jedoch nicht automatisch genügend Sauerstoff. Man denke nur an die Straßenarbeiter, denke an die kohlenmonoxyd-belasteten Brummi- und Taxifahrer. Viele sind durch widrige Umstände auch nicht in der Lage durch luftigen Freizeitsport das fehlende Sauerstoffdefizit auszugleichen. Niemand würde auch deswegen seinen Arbeitsplatz aufgeben oder zum Naturmenschen a la Rousseau mutieren. Die beste Alternative, die da bleibt ist *den Darm mit peroralem Sauerstoff zur zweiten Lunge zu machen,* wie es Prof. A. Pakdaman sehr treffend nennt.

Frühzeitiges Altern durch Sauerstoffmangel

Die moderne Altersforschung nennt einige Gründe für die längere Lebenserwartung:

1. Die effizientere Abwehr von Infektionskrankheiten z.B. durch Impfung, die Eindämmung der Pocken, Pest, Tuberkulose und die antibiotische Beherrschung vieler, auch nichtinfektiöser Erkrankungen
2. Bessere Prophylaxe und Früherkennungsmöglichkeiten von Krankheiten sowie effektivere, chirurgische Interventionen
3. Bessere allgemeine Hygienebedingungen (sauberes Trinkwasser und Reinigungsmöglichkeiten sowie Toilettenhygiene)
4. Die Minimierung des vorzeitigen Kräfteverschleisses z.B. mehr sitzende Berufsarbeit, mehr Urlaub, gleitende Arbeitszeit und frühere Pensionierung.
5. Eine abwechslungsreichere Ernährung mit vollständigerem Angebot an Vitaminen und Spurenelementen
6. Die Möglichkeit einer vielseitigen, sportlichen und individuellen Freizeitgestaltung (Wellness- und Fitnessangebote) d.h. moderate, spielerische Stimulation der Körperfunktionen und Anlagen und noch andere sekundäre Gründe, deren Aufzählung ich mir hier erspare

Das alles klingt sehr hoffnungsvoll und scheint wie der Beginn des goldenen Zeitalters. Und die Kehrseite?
Bei fast jedem haben die Spitzenwerte von Stress und Termindruck zugenommen. Die meisten, die heute im Berufsleben stehen, müssen multifunktional "funktionieren" wie die Computer, denn die Firma muss konkurrenzfähig sein und die Personalkosten so niedrig wie möglich halten. Das nennt man heute Rationalisierung, eben nur mit dem Kopf und nicht mit dem Herzen.

Entscheidend ist das Zellteilungspotential
Stress veranlasst die Zellen zu vorzeitiger Teilung und damit stehen wir bei der Frage, ob wir nicht doch den Teufel durch den Beelzebub ausgetrieben haben? Schon vor 50 Jahren hatte der amerikanische Wissenschaftler L.Hayflick herausgefunden, dass gesunde Zellen über ein nur begrenztes Zellteilungspotential von 38 bis 40 Teilungen verfügen.[15] Das galt zunächst für die Fibroblasten des Bindegewebes, doch es zeigte sich, dass dieses sogenannte "Hayflick-Phänomen" auch für andere sich schnell mausernde Gewebe galt. Hierzu gehören auch die Zellen der Schleimhäute des Magen-Darmtraktes, der Haut und nicht zuletzt des Immunsystems. Die kurzlebigen Schleimhautzellen, erschöpfen sich deshalb nicht so schnell, weil sie im Vergleich zu länger lebenden Zellen über eine größere, genetische Zahl in der Keimschicht (Submucosa) verfügen, die den Aufbrauch hinausschiebt. Bei jeder Zellteilung, so Hayflick, soll von der DNS ein Stück

verloren gehen und zwar immer am Ende, wo sie sich von ihrem gegenüberliegenden Strang (Doppelhelix) für einen Moment trennt. Damit würde die DNS von Zellteilung zu Zellteilung kürzer, bis ein Weiterleben mit der Verkürzung der genetischen Information unvereinbar wäre. Die Hayflicksche Deutung war damals eine kühne Hypothese, ist aber heute durch die genetischen Forschungsergebnisse so nicht mehr haltbar, auch wenn sie das Faktum des in die genetische Information eingebauten Todes plausibel erklärt. Züchtet man in Zellkulturen Proben verschiedenen Alters und beobachtet dort wie viele Zellteilungen bis zur Erschöpfung des Teilungspotentials noch möglich sind, so lässt sich damit auch das hypothetische Alter eines Menschen errechnen. Es ergibt sich hierbei ein Alter von durchschnittlich 79 Jahren +/-13 Jahren, das heißt, dass 86% aller Menschen zwischen 66 und 92 Jahre alt werden können, was übrigens mit den Statistiken großer Versicherungen übereinstimmt. Deswegen gehen die auch ein so geringes Zahlungsrisiko ein. Durch Optimierung der Lebensbedingungen und durch Giftreduzierung lässt sich die Zellteilungsrate verlangsamen. Doch können wir allenfalls den Tod hinausschieben, aber nicht verhindern, denn der Tod ist in die Zelle eingebaut. Unwiderruflich rücken wir mit jeder Zellteilung dem Tod näher, das beginnt schon mit der Geburt und endet nach 38 bis 40 Zellteilungen, darin liegt die Wahrheit der Hayflickschen Entdeckung.

Ungesunde Zellteilungsreize

Dort wo die Abnützungen der Zellen am größten ist z.B. bei den sich schnell mausernden Zellen der Bronchialschleimhaut, wie etwa bei Rauchern, erschöpft sich die Zellteilung schneller. Mit jedem Lungenzug wird die Kehlkopf- und Bronchialschleimhaut von ca. 100 Billionen freier Radikaler attackiert, wovon ein kleinerer Teil auch die Lungenbläschen erreicht. Nach Jahren regelmäßiger Attacken bleibt nur noch ein nacktes, kälteanfälliges Pflasterepithel übrig, auf das keine Schleimhaut mehr regeneriert. Die drei randomisierten Doppelblindstudien von Prof. Schoenberg zeigen klar, dass bei Rauchern die Konzentration der Radikale schneller ansteigt als bei Sportlern und auch ein höheres Niveau erreicht (um 29%!). Dies ist auf jeden Fall ein Hinweis des vermehrten oxydativen Stresses durch Tabakrauchen. Bei sportlich eingestellten Probanden, trat der Spitzenwert der Radikale später auf und erreichte nicht das Niveau der Nichtsportler und Raucher. Ich hoffe, ich habe Ihnen jetzt den Appetit auf die nächste Zigarette verdorben. Ein bedeutender Zellteilungsreiz ist auch die Erhöhung der Körpertemperatur z.B. bei Kinderkrankheiten. Nach solchen fiebrigen Infektionen setzt bei vielen meist ein Wachstumsschub ein. Zellteilungsreize wie Infektionskrankheiten, Stress, Überanstrengung, aber auch chemische Stimulierungsmittel z.B. Alkohol und zuviel Kaffee, lösen einen vorzeitigen Zellteilungsschub aus und bedingen ein früheres Altern. Ein weiterer Zellteilungsreiz ist die Einnahme von Anabolika und Dopingmitteln. Meist während eines systematischen Muskel- oder Geschicklichkeitstrainings, wird entweder ein Dickenwachstum der Muskulatur angestrebt oder man putscht die Nervenzellen auf, um ein Maximum an Leistung herauszuschinden. Natürlich wird auch hier das Zellteilungspotential vorzeitig verbraucht und die einst strahlenden Olympier-Recken vergreisen vorzeitig im Senilium. L. Hayflick konnte verständlicherweise vor 50 Jahren nicht wissen, was es mit der Verkürzung der DNS wirklich auf sich hat. Seine etwas mechanistische "Reissverschluß-Hypothese" können wir heute durch die Befunde der Biochemie ergänzen bzw. erweitern. Zum einen verliert die DNS nicht jedesmal am Ende ein Stück, denn dann wäre der Tod der Zelle weit vor der vierzigsten Teilung sicher, sondern die RNS kopiert Teile der DNS (Genabschnitte) immer schlechter, so wie die Spiegelreflektoren einer Kopiermaschine zunehmend verschmieren und das zu kopierende Schriftstück immer unschärfer reflektieren. Es kann auch sein, dass die einzelnen Tripletts der DNS nach vielleicht dreißig Teilungen einer gewissen Abnutzung unterliegen durch das häufige Herauslösen aus den Seitensträngen. Erreicht der Mensch im Zenit seines Wachstums die volle genetische Ausbildung, so wird er im Grunde immer eine Kopie von einer Kopie sein, die sich mit jeder Kopie etwas verschlechtert. Das ist der Grund, weshalb wir unser äußeres Erscheinungsbild bis auf typische Merkmale fortlaufend verändern.

Drittens, dürfte auch der Sauerstoff bzw. der Energiemangel ein wichtiger Grund sein, denn der Teilungsvorgang und die Kopierung durch die RNS geht mit einem hohen Energieverbrauch einher und erfordert die entsprechende Bereitstellung von ATP. Je mehr Energie zur Verfügung steht, desto kompletter wird die DNS oder ihre Teile abgelesen und desto besser und schärfer die Kopien. Eine Rolle spielen auch freie Radikale, die den Kopiervorgang stören können, weil die Radikalfänger z.B. die Superoxyd-Dismutasen nicht genügend Energie bzw. zu wenig Sauerstoff zur Verfügung haben. Die durch Energiemangel verminderte Aktivität der Radikalfänger kann die ursprüngliche Zellteilungszahl bis zu einem Drittel verkürzen, wie Orr und seine Mitarbeiter schon 1994 herausfanden, und den vorzeitigen Alterungsprozess einläuten. Wenn wir den Körper mit einer organischen Kopie vergleichen, dann wird klar wie der Alterungsprozess verläuft. Ein alternder Organismus hat keine gute Kopie mehr zur Verfügung. Wird aber eine schlechte Kopie immer weiterkopiert, dann wird sie irgendwann unleserlich sein, wie beim alternden Organismus, der stetig krankheitsanfälliger und immer schwächer wird und das im Quadrat.

Die Abnahme des O_2-Partialdruckes - ein Hauptgrund des Alterns

Der Hauptgrund für den Energiemangel im Alter ist meines Erachtens die kontinuierliche Abnahme des O_2-Partialdruckes, siehe auch S.24. Während der venöse O_2-Partialdruck in Ruhe gemessen, in Jahrzehnten, in einer nur flachen Kurve abfällt, geht es beim arteriellen O_2-Partialdruck erheblich rasanter. Der Verlust vom zwanzigsten bis zum neunzigsten Lebensjahr beträgt im Schnitt knapp 38%! Der Gründe für die Abnahme können viele sein: nachlässige Atmung, überheizte Räume, zu wenig frische Luft und Bewegung, Fehlernährung, Krankheitseinbrüche z.B. Blutkrankheiten, toxische Belastungen oder chronischer Eisen- und Vitaminmangel. Der O_2-Partialdruck ist auch ein Messwert für die Sauerstoffsättigung im Blut. Sie hängt direkt vom Hämoglobinangebot ab, d.h. wie viel Sauerstoff die Blutkörperchen an sich binden (in %) und gerade diese Bindungskapazität nimmt im Alter ab. Eines scheint mir dabei wesentlich: die Bequemlichkeit und fatale Neigung zu sitzender und schonender Lebensweise schläfert sämtliche Funktionen allmählich ein, vor allem die Blutatmung, d.h. der Sauerstoff- und Kohlendioxyumsatz. Im folgendem Diagramm, Abb.4, können Sie die Kurve des O_2-Partialdruckes nachvollziehen (Standardkurve n. Loew-Thews). Sie zeigt in Relation zum Lebensalter die Abnahme des arteriellen Ruhe-pO_2. Die unterste Kurve ist die des venösen Misch- Partialdruckes nach Mithoefer.

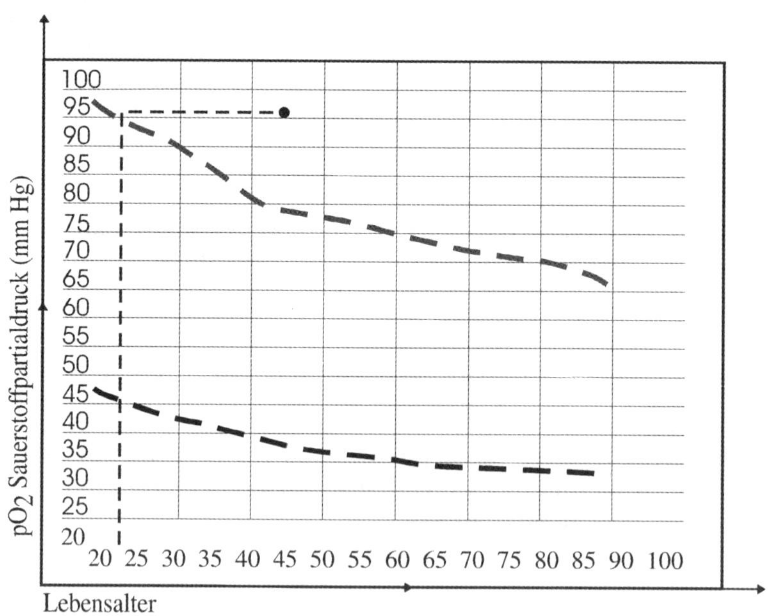

Abb. 4

Grafische Darstellung der Steigerung des arteriellen Ruhe O_2-Partialdruckes bei einem 45-jährigen nach POT. Die obere gerade Kurve zeigt die Erhöhung des arteriellen Ruhe -pO_2 nach einer peroralen Sauerstoffeinnahme von 0,4 Liter.

Ein 45-Jähriger, dessen arterieller Ruhe-pO_2 bei ca. 78 mm Hg liegt, erreicht nach Gabe von 0,4 Liter Sauerstoffwasser demnach wieder den Partialdruck zwischen 22 und 25 Jahren also eine Steigerung um 18,5%.

Wenn der O_2-Partialdruck auf 38% im Senium zurückgeht, was geschieht dann mit den Zellfunktionen, die den Sauerstoff in chemische Energie transformieren müssen? Richtig, sie werden arbeitslos und degenerieren. Die degenerative Abnahme der Mitochondrienzahl in den Zellen dürfte mit der Abnahme des O_2-Partialdruckes korrelieren, d.h. um die 30-40%, siehe S.78. Sie degenerieren deshalb, weil sie nicht genügend Sauerstoff und Wasser erhalten. Der chronische Minimalmangel an Wasser und Sauerstoff im Blut ist jedenfalls ein Hauptfaktor und war schon immer das Kernproblem sauerstoffabhängiger Organismen. Doch können wir diesen galoppierenden Prozess etwas abbremsen! Heute ist es möglich den Sauerstoffpartialdruck konstant auf einem höheren Niveau zu halten und das auch noch im späten Lebensalter. Die klinischen Befunde des gestiegenen Sauerstoffpartialdruckes nach Einnahme von sauerstoffangereichertem Wasser sind unanfechtbar. Steigerungen von 18-20%, und das bereits 8-10 Minuten nach der Einnahme, über einen Zeitraum von 2 Stunden sind wissenschaftlich gesichert und geben Anlass zu Optimismus. *Verfolgen Sie mal die Kurve nach Loew-Thews zurück, wenn Sie 20% des O_2 Partialdruckes in Abzug bringen, in welchem Alter Sie dann landen? Bei 20% können Sie in jedem Fall Ihr Alter halbi e-ren und das ist ja das Schöne!*

Fest steht aber auch, dass eine Regeneration des Körpers und die Erhaltung seiner Substanz nur dann möglich ist, wenn noch Zellen mit verfügbarem Teilungspotential vorhanden sind. Um es anders auszudrücken: Wir altern nicht mit den Organen mit konstanter Zellzahl z.B. dem zentralen Nervensystem (Neuronen), sondern mit den Zellen des Bindegewebes, welches das Zentralnervensystem und alle Organe versorgt, sowie mit allen anderen Zellen z.B. die des Blutes, der Schleimhaut, der Haut, um nur einige zu nennen. Und genau die sind es, die bei den Teilungsvorgängen oft zu wenig Sauerstoff, aber auch zu wenig Wasser zur Verfügung haben.

Weitere Gründe des vorzeitigen Alterns

Geschwächtes Immunsystem durch Sauerstoffmangel

Aufgabe des Immunsystems ist es die Identität eines Menschen vor allen fremden Lebewesen und gegenüber seiner Umwelt zu bewahren. Grundlage des Abwehrsystems ist das Milliardenheer der Immunzellen. Diese sind über den gesamten Körper verteilt und bestehen aus den verschiedensten Kampfverbänden mit sehr spezialisierten Aufgaben. Das Mauserungspotential der Immunzellen ist enorm. Pro Tag erreicht ihr Eiweißumsatz etwa 12 bis 14 Gramm! Diese gigantische Synthese- und Stoffwechselleistung findet im gesamten Körper und in allen Organen statt, auch im zentralen Nervensystem. Dass hier der Energiebedarf entsprechend hoch sein muss, brauche ich nicht extra zu betonen. Die seit Jahren kontinuierliche Abnahme des Sauerstoffgehaltes und die Zunahme der Stickoxyde in den Großstädten, hat für das Immunsystem und den vorzeitigen Alterungsprozess ernste Konsequenzen. Das renommierte Umwelthygiene-Institut in Gießen, führte unter der Leitung von Prof. H. A. Stickl, an 3.780 Kindern Rachenabstriche an der Mandel durch, um an der Art und Menge der Keimbesiedlung die Umwelteinflüsse auf das Immunsystem zu erforschen.[16] Dabei wurden Sauerstoffgehalt und Schadstoffbelastung bei den Untersuchungen berücksichtigt. Es zeigte sich, dass in umweltbelasteten, sauerstoffärmeren Gebieten, wie in Frankfurt a.M. und Wiesbaden, nicht nur Tonsillen und Lymphknoten im Hals der Kinder größer waren, sondern dass es deutliche Unterschiede in der Keimflorabesiedlung der Rachenmandeln gab. Dort, wo der Luftsauerstoff niedriger und die Schadstoffbelastung höher lag, wurde eine dichtere Besiedlung mit hämolysierenden Streptokokken von z.T. bösartigen Stämmen (virulente) und pathogenen Pilzen festgestellt. Zudem war die Antikörperpräsenz im Blut niedriger als in den Reinluftgegenden des Schwarzwaldes und Starnberger Sees. Daraus lässt sich folgern, wie wichtig ein ausreichendes Sauerstoffangebot ist, und dass das Immunsystem auf Sauerstoffmangel sehr empfindlich reagiert, nämlich im Sinne einer verminderten Aktivität und chronischen Infektanfälligkeit. In der Medizin ist längst bekannt, dass ein geschwächtes Immunsystem nicht mehr in der Lage ist Infekte ganz zu überwinden. Statt dessen kommt es zu Defektheilungen, aus denen später die Mehrfacherkrankungen entstehen. Die aber sind unheilbar. Im Alter ist dann nur noch Siechtum zu erwarten.

Digital gepulste Niederfrequenzen im Mobilnetz

Auch an anderer Stelle habe ich kurz auf die Gefahren des Elektrosmog hingewiesen. Seit im Herbst 2000 die UMTS-Frequenzen gegen astronomische Summen in bis zu zehnstelliger Milliardenhöhe an Lobbyisten vergeben wurden, müssen wir mit dieser Gefahr real rechnen, da digital gepulste Frequenzen mit bis zu 1,8 Giga-Hertz auf biologische Systeme weit aggressiver einwirken, als die bisher angewendete Frequenztechnologie. Das Verhalten von Tieren z.B. Rindern oder Bienenvölkern, die sich solche Frequenzen nicht einbilden können, ist ernster zu nehmen als die undurchschaubare Symptomatik mancher Strahlenneurotiker. Am Verhalten der Tiere in der Nähe von Sendemasten der Mobilfunknetze, lassen sich die Auswirkungen solcher Frequenzen am ehesten objektivieren. Wenn z.B. in deren Nähe die Zwillingsgeburten von Rindern zehnmal höher liegen, wenn 40% mehr Missgeburten zu verzeichnen sind, Bienenvölker verrückt spielen und sich gegenseitig killen, also die Aggressivität zunimmt und Vögel die Flugorientierung verlieren, dann stimmt da etwas nicht mehr (H. Bednar, 1995 [17]). Manches spricht dafür, dass die Krebsrate im Einflussbereich solcher Masten höher liegt, objektive Beweise fehlen allerdings. Erwiesen ist, dass in biologischen Systemen Organellen, die Wachstum, Teilung und die Energieversorgung steuern, am strahlenempfindlichsten sind. Hier dürften am stärksten die Mitochondrien und die DNS/RNS betroffen sein. Untersuchungen deuten daraufhin, dass der Einfluss gepulster Frequenzen die Mitochondrien und das Genom sachte aber fortschreitend "bombardiert" und funktionsuntüchtig macht. Die Doppelmembran der Mitochondrien könnte allmählich porös und die Enzymsysteme, die auf der Innenseite der Membranen eng aneinander sitzen, langsam inaktivieren, womit die Energieversorgung nach und nach erlischt. Es ist als wenn langsam das Licht im trauten Heim herunter gedimmt würde, bis es plötzlich stockfinster ist. Die Konsequenz daraus: Wer in der Nähe von Mobilfunk-Sendemasten wohnt oder ein DECT-Telefon im Haus hat, setzt sich möglicherweise gesundheitlichen Risiken aus, ebenso wer ständig mit gepulsten Digitalfrequenzen telefoniert. Gut möglich, dass dessen antioxydatives Abwehrsystem allmählich durchlöchert wird und irgendwann der Krebs sich meldet. Die Folgen im Alter kann sich jeder selbst ausmalen.

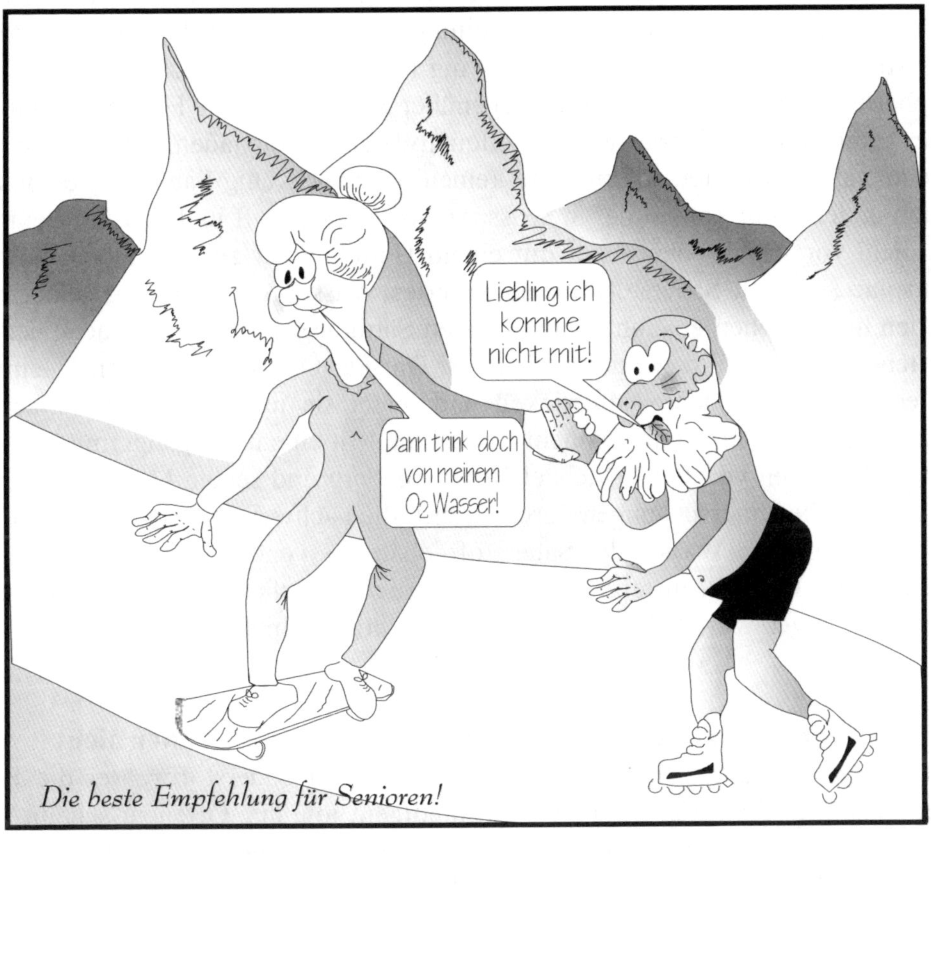
Liebling ich komme nicht mit!
Dann trink doch von meinem O2 Wasser!

Die beste Empfehlung für Senioren!

2. Teil

Die perorale Sauerstoffwirkung

Dass Sauerstoff schon seit langem medizinisch eingesetzt wird, ist inzwischen jedem Mediziner und Heilkundigen geläufig. Weniger bekannt ist, dass man Sauerstoff auch trinken kann. Wir sind gewohnt Sauerstoff einzuatmen, aber trinken, da muss man erst mal schlucken!
Die Idee hatte vor dreizehn Jahren Prof. A. Pakdaman, ehemaliger Chefarzt der onkologischen Klinik Friedenweiler im Schwarzwald, der sie dann in die Therapie einführte und ihr den Namen "*Perorale-Sauerstoff-Therapie*" gab, kurz "POT" genannt. Obwohl Wasser und Sauerstoff natürliche Lebensmittel sind, können sie dosiert ein Heilmittel sein und das mit erstaunlichem Erfolg. Den technischen Forschungen der letzten Jahre ist es gelungen, die natürliche Löslichkeit von Sauerstoff im Wasser erheblich zu steigern. Hierbei wird zur Anreicherung medizinischer Sauerstoff verwendet, der zu 99,98% reiner Sauerstoff ist. Der Sauerstoffgehalt des normalen Leitungswassers kann dabei *das Zehnfache* des Ausgangswertes erreichen, d.h. 90 mg (+/-15%) pro Liter. Durch diese Anreicherung wird das Trinkwasser gegenüber allen normalen Flaschengetränken wie Tafelwasser, Mineralwasser, Heilquellwasser, Limonaden, Fruchtsäfte u.a. bedeutend aufgewertet, sofern diese keinen oder nur wenig Sauerstoff enthalten. Auch in der Natur kommt der in Wasser gelöste Sauerstoff in dieser Konzentration nicht vor! Heute kann jeder mit einem Heimbereiter zu Hause oder am Arbeitsplatz, ein mit Sauerstoff supersaturiertes Wasser kostengünstig selber herstellen mit der oben erwähnten, maximalen Sättigung, die das Zehnfache der natürlichen Sauerstoffkonzentration beträgt. Die Fa. Oxywell hat solche Heimbereiter in mehreren Jahren entwickelt und bietet sie jetzt (2001) in einfachen, handlichen Versionen mit schönem Design an. Mit einem Vorgängermodell wurden in München von Prof. Michael H. Schoenberg und seinen Mitarbeitern wissenschaftliche Untersuchungen durchgeführt, die nachweisen, dass durch Trinken von oxygeniertem Wasser der Sauerstoffgehalt des venösen Blutes für ca. zwei Stunden um 15- 20% ansteigt, je nach körperlicher Verfassung.[18] Während dieser Untersuchungen wurden Unverträglichkeitsreaktionen nicht beobachtet.

Trinken von Sauerstoffwasser ist wie Jogging, ersetzt es aber nicht

Ebenso ist erstaunlich, dass nach dem Genuss von Sauerstoffwasser die Blutwerte fast dieselben sind wie nach halbstündigem Jogging. Offenbar scheint Sauerstoffwasser auf das Radikalfängersystem einen Trainingseffekt zu haben, siehe auch S.98. Der Anstieg des Ascorbylradikals, der durch das Trinken von angereichertem Sauerstoffwasser nachweisbar ist, scheint die Aktivität der Enzymgarnituren in der Atmungskette bedeutend zu steigern. [19] Demnach erhöht Sauerstoffwasser die antioxydative Kapazität und nicht wie bisher angenommen, nur die Radikale! Wenn jedoch Sauerstoffwasser das Radikalfängersystem stimuliert dann dürfte es auch den Alterungsprozess hinauszögern, siehe auch S.35. Die schönste Hoffnung gibt es all denen, die wegen körperlicher Behinderung oder ständigen Gelenkschmerzen in ihrer Bewegungsfreiheit eingeschränkt sind und keinen oder kaum Sport treiben können. Doch selbst mit Sauerstoffwasser verkümmern Muskeln, Sehnen und die Blutgefäße, wenn wir uns nicht bewegen. Auch die Lungenkapazität lässt nach und das Herz wird allmählich leistungsschwach. Deshalb muss Bewegung das wichtigste Medikament bleiben, das obendrein auch nichts kostet. Im Vergleich zur normalen Aufnahme über die Lungen ist die Sauerstoffdosis der peroralen Aufnahme gering, daher frei von Nebenwirkungen und medizinisch völlig unbedenklich. Trotz der geringeren Dosis, hält die erhöhte Sauerstoffsättigung ca. zwei Stunden an; das überrascht und verwundert siehe Abb.14 im Anhang S.124, und für Universitätsmediziner bleibt das ganze ein Rätsel. Wer regelmäßig Sauerstoffwasser über den Tag verteilt trinkt, kann ohne großen Aufwand seinen Sauerstoffpartialdruck auf ca. 18% konstant anheben, so wie er vielleicht vor zehn und mehr Jahren war. Es resultiert daraus eine gesteigerte Durchblutung in allen Organen, denn der zusätzliche Sauerstoff aktiviert zuerst die Bauchorgane von Magen, Darm, Leber, Gallenblase, Milz, Bauchspeicheldrüse und Nieren. Das bringt alles in Schwung und erklärt teilweise die positiven Reaktionen. Wie auch immer, irgendwie triggert sich der Sauerstoff in Verbindung mit Wasser hoch. Und auch die Nieren - die Organe mit dem höchsten Energieumsatz - profitieren vom Sauerstoffwasser. Viele Menschen trinken sowieso viel zu wenig! Die Nieren von trinkfaulen Menschen verdursten regelrecht und sind akut gefährdet, siehe auch S.112. Wenn man schon mehr trinken soll, warum nicht gleich Sauerstoffwasser? Diese flüssige Gesundheit ist im Heimbereiter leicht herstellbar und die Anschaffungskosten auf Jahre sind gut angelegt.

Wieviel Sauerstoff nehmen wir peroral auf?

Wie schon angesprochen, ist die perorale Sauerstoffzufuhr im Vergleich zur Sauerstoffeinatmung eine relativ kleine Zugabe ins Blut. Ich will dies an einem Rechenbeispiel deutlich machen:

Beim Luftholen (Inspirationsluft) atmet der Mensch in Ruhe im Durchschnitt 500 ml einen halben Liter Luft ein. Davon erreichen etwa 2/3 die Lungenbläschen (alveoläre Belüftung). Es gelangen also im Schnitt 350 ml in Ruhe zu den Lungenbläschen, wo der Sauerstoff ins Blut übertritt. Der Rest verteilt sich auf die Atemwege (Bronchien, Luftröhre, Halsbereich). Bei maximaler Einatmung kann der Mensch bis zu 3 Liter (3000 ml) Luft aufnehmen, wovon ca. zwei Liter die

Lungenbläschen direkt belüften. Als Faustregel gilt, je besser und tiefer man ausatmet, desto mehr Luftvolumen kann eingeatmet werden. Bei optimalen Umweltbedingungen mit einem Sauerstoffgehalt von 21% macht das bei normaler Atmung 73,5 ml Sauerstoff als Gasvolumen, doch davon gelangen nur 19% ins Blut, der Rest wird wieder ausgeatmet. In Ruhe, bei normaler Atmung, bedeutet dies, dass die Lungenbläschen von den 350 ml Luftvolumen nur 13,9 ml Sauerstoff pro Atemzug aufnehmen, der im Blut dann an das Hämoglobin gebunden wird. Bei schwerer körperlicher Arbeit steigert sich dieser Wert um mehr als das Fünffache, nämlich auf 79,8 ml Sauerstoff. Das ist auch notwendig um Extrembelastungen durchstehen zu können.

Bessere Hämoglobinausschöpfung mit peroralen Sauerstoffgaben
Ein Liter Blut enthält durchschnittlich 150 Gramm Blutfarbstoff (Hämoglobin) und ein Gramm davon bindet 1,38 ml Sauerstoff. Bei jedem normalen Atemzug wird daher 10,07 Gramm Hämoglobin mit Sauerstoff besetzt. Bei maximaler Einatmung erreicht dieser Wert 57,82 Gramm (das erstaunliche Gewicht kommt durch den Eisengehalt des Hämoglobins zustande). Weil die Sauerstoffsättigung vom Angebot des freien Blutfarbstoffes abhängt, läßt sich bei einer maximalen Hämoglobinkonzentration von 180 Gramm pro Liter dieser Wert nochmals um 16,6% steigern, also pro Atemzug auf 11,75 Gramm. Wenn bei der peroralen Sauerstoffzufuhr die Sauerstoffsättigung des venösen Bauchblutes innerhalb zwei Stunden kurzfristig auf einen Spitzenwert von 40% steigt, bedeutet dies, dass für diese Zeit die Hämoglobinausschöpfung optimiert ist, also eine bessere Verwertung des Sauerstoffs (O_2-Kapazität). Bei maximaler Hämoglobinkonzentration ist eine Erhöhung des Sättigungsgrades nochmals um 16,6% möglich, womit wir, wenn auch nur für kurze Zeit, Spitzenwerte von 46,64% im venösen Bauchblut erreichen!

Der schnelle Anstieg des O_2-Partialdruckes, immer noch ein Rätsel

Im Oktober 1999 testete z.B. Dr. M. Müller-Autz, Facharzt für Chirurgie in Heidelberg, an 17 männlichen und weiblichen Patienten im Alter zwischen 24 und 85 Jahren den Sauerstoffpartialdruck im arteriellen Blut nach Einnahme von 0,4 Liter Sauerstoffwasser.[20] Es ergab sich ein mittlerer Steigerungswert von 18,62%! Die Erhöhung setzte 10 - 20 Minuten später ein. Wie lange diese Erhöhung anhielt, konnte er aus technischen Gründen nicht nachprüfen. Für die eigentlichen Wirkungsmechanismen fand er keine logische Erklärung. Trinkt ein Proband 0,4 Liter mit 70 mg angereichertes Sauerstoffwasser, so müsste er, falls der zusätzliche Sauerstoff vom Körper vollständig resorbiert wird, 28 mg Sauerstoff aufnehmen. Bei noch genügender Bindungsmöglichkeit des freien Hämoglobins, ließe sich bei dieser Dosis höchstens 20,28 Gramm des Blutfarbstoffes zusätzlich verwerten. *Das wären im Schnitt gerade mal zwei Atemzüge!* Rein physiologisch ist das unmöglich, denn jeder Mediziner weiß, dass nach zwei Atemzüge keine Erhöhung des Sauerstoffpartialdruckes eintritt. Wie also ist es möglich dass bei dieser geringen Dosierung peroral eine so starke Erhöhung des O_2-Partialdruckes zustande kommt? Eine interessante Erklärung wurde kürzlich bei einer akademischen Diskussion vorgetragen, wonach ein zentral gesteuerter, uralter "Kiemenreflex" die schnelle Sauerstoffaufnahme ermöglichen könnte. Hierbei lösen die Geschmacksknospen im Mund einen nervösen Reflex im Stammhirn aus, der dem Magen-Darm signalisiert, *auf Sauerstoffaufnahme unter Wasser umzuschalten.*[21] Möglich, dass wir diese uralte Information aus unserem evolutionären Gedächtnis wieder aktivieren können, und dass das Sauerstoffwasser vom Mund bis zum Magen, ähnlich wie unter den Bedingungen der Kiemenatmung, wesentlich schneller aufgenommen wird. Diese Reflextheorie stützt auch die neuesten Versuchsergebnisse am Kaninchen, wonach Sauerstoffwasser zu 70% schon vom Magen ins venöse Blut aufgenommen wird.[22] Dennoch müssen wir weitere Forschungsergebnisse abwarten. Vorerst kann ich darauf nur mit einer alten, naturheilkundlichen Weisheit antworten: *"Schwache Reize fachen die Lebenstätigkeit an, mittelstarke beschleunigen sie und starke hemmen sie, aber stärkste zerstören die Lebenstätigkeit."* Am Beispiel der peroralen Sauerstoffanwendung lässt sich dieses Gesetz praktisch nachvollziehen. Auch an der Universitätsklinik Johannes Gutenberg zu Mainz wurde im Februar 1992 einem Probanden 0,3 Liter sauerstoffangereichertes Wassers verabreicht. Schon nach ca. fünf Minuten stieg der Sauerstoffpartialdruck im venösen Blut signifikant an. Im Vergleich zur Sauerstoffinhalation zeigte sich eine längere Verweildauer und ein besserer Stabilisierungseffekt des O_2-Partialdruckes. (Prof. A. Pakdaman[23]). Das beeindruckt noch mehr und stellt die Theorien der orthodoxen Medizin auf den Kopf!

Die Werte auf 24 Stunden verteilt

Wenn wir den normalen Spitzenwert auf zwei Stunden verteilen, so ergibt sich im Mittel eine Steigerung von 20% pro Stunde; das deckt sich in etwa mit den pO_2-Messungen von Dr. Müller-Autz. Verteilen wir diesen Wert auf 24 Stunden, dann ergibt die durchschnittliche Erhöhung der Sauerstoffsättigung 1,66% und bei maximalem Hämoglobinangebot, nochmals eine Steigerung um 0,27% auf 1,93%. Das ist eine geringe Erhöhung. Trinkt jedoch ein Patient ständig oxygeniertes Wasser, so kann er die Sauerstoffsättigung im Spitzenbereich halten und erreicht einen verlängerten Sättigungsgrad von 3,33% verteilt auf 24 Stunden. Weiter oben erwähnte ich, dass der Sauerstoffgehalt der Erdatmosphäre in den industrialisierten Regionen abgenommen hat, vielerorts ist er im Durchschnitt von 21% auf 17-18% gesunken. Die natürliche Verfügbarkeit ist also nicht mehr hinreichend gewährleistet! Es fehlen zwischen 3% und 4% Sauerstoff, was eine entsprechende Absenkung des O_2-Partialdruckes und damit eine unterschwellige hypoxische Situation bedingt. Durch die perorale Sauerstoffaufnahme läßt sich dieser fehlende Anteil in etwa ausgleichen. Zum Glück kann ich da nur sagen, denn welche Technik könnte den Sauerstoff in unserer Atmosphäre auf den ursprünglichen Gehalt wieder anreichern? Keine!

Wie und wo wird der perorale Sauerstoff vom Körper aufgenommen?

Wird sauerstoffangereichertes Wasser getrunken, so beginnt die Sauerstoffaufnahme schon in der Mundschleimhaut. Die Aufnahme erstreckt sich über alle Schleimhäute der oberen Magen-Darmpassage. Die Schleimhaut des Magens nimmt den Hauptteil des Sauerstoffes auf. Wahrscheinlich verbessert dies die Schleimabsonderung, die Magensäureproduktion und die Bildung von Pepsinogen. Der Sauerstoff gelangt über die Pfortader in den Körperkreislauf, siehe auch Abb.5, S.45. Etwa 5-10 Minuten nach Verabreichung steigt bereits der Sauerstoffpartialdruck im venösen Blut an (Pakdaman 1988-1992 [24]). Andere Wissenschaftler konnten diesen Vorgang bestätigen, siehe auch S.64. Der zusätzliche Sauerstoff erreicht über das Blut das Zielorgan und die Zellen können ihn verwerten. Da er zügig aber in physiologischer Dosis über die Magen-Darmschleimhäute aufgenommen wird, besteht keine Gefahr einer möglichen Gasembolie oder allergischer Reaktionen. Die beinahe prompte Wirkung des Sauerstoffwassers erklärt sich vorläufig am besten mit der Kiemen-Reflextheorie, siehe w.o.

Sauerstoff und Blutkreislauf

Der Blutkreislauf mit seiner Pumpstation, dem Herzen, ist der Transportweg für Wasser, Sauerstoff, Nährstoffe und alle Schlacken. Er ist wie ein weitverzweigtes, viel befahrenes Straßennetz, das bis in die entferntesten Zellen reicht. Wesentlich kommt es darauf an, dass dieses Straßennetz in einem guten Zustand ist, und dass es wohl organisiert und spezialisiert ist für die verschiedenen Transportgüter. Deshalb ist auch der Blutkreislauf in zwei große Transportwege unterteilt: die eine Hälfte transportiert sauerstoffreiches Blut und die andere sauerstoffarmes, plus alle Schlacken, die aus den Zellen anfallen. Eine Ausnahme macht das Gefäßsystem des Darmes, das zwar sauerstoffarmes, doch nährstoffreiches Blut zur Leber und Milz transportiert und es dort zur Weiterverarbeitung abgibt, siehe Abb.5, S.45. Beide, die Gefäße des sauerstoffreichen Blutes, die Arterien, als auch die des sauerstoffarmen, die Venen, müssen in einem elastischen, anpassungsfähigen Zustand sein, damit ein zügiger Transport sowohl des Sauerstoffs als auch der Nährstoffe und Schlacken gewährleistet ist. Sauerstoff, so sagte ich eingangs, bewirkt den zellulären Turboeffekt in allen körperlichen Funktionen; er unterhält das Feuer und die Verbrennung und sorgt dafür, dass die Nährstoffe in den Zellen soweit recycelt werden, dass das venöse Blut sie leicht und schnell abtransportiert. Bei zu wenig Sauerstoff ist die Verbrennung der Nährstoffe in den Zellen unvollständig und das venöse Blut muss immer größere Brocken abtransportieren; es wird dickflüssig und kann diese Aufgabe nicht mehr zügig erfüllen. Die Folgen sind vorzeitige Ablagerungen in den Gefäßen und Verkalkungen sowohl der Venen wie der Arterien. Bildlich gesprochen bricht die Straßendecke langsam auf; es entstehen Schlaglöcher und die kleinen Seitenstraßen werden unpassierbar, bis schließlich die Schlacken liegen bleiben und vor und zwischen den Zellen sich Müllhalden auftürmen. Hier bekommen die Zellen ernste Versorgungsprobleme, die auch mit Vitaminen und Nahrungsergänzungen nicht mehr zu beheben sind. An dieser fundamentalen Einsicht kommt kein Mediziner vorbei und die richtige Entschlackungsstrategie lautet: Weniger essen, mal eine Zeit lang fasten und viel Sauerstoffwasser trinken, damit die "inneren Müllmänner" den vom Sauerstoff recycelten Abfall abtransportieren können. Das beste Beispiel "für Müll" sind die Durchblutungshindernisse infolge Altersdiabetes. Über Jahre lagern sich pathologische Glykoproteine (Zuckereiweißverbindungen) an den Gefäßwänden und um die Zellen im Bindegewebe ab und versperren so den Zugang. Die Zellen geraten allmählich in eine ausweglose Versorgungssituation, denn es kommt weder der Sauerstoff, noch die Nährstoffe in ausreichender Menge an sie heran, noch kann das überfällige Kohlendioxyd und andere Schlakken abtransportiert werden. Die Folge ist, dass die Zellen in den entsprechenden Gewebsabschnitten degenerieren bzw. absterben. Sichtbar wird das Ganze z.B. am Diabetischen Gangrän, wo meistens die Zehen sich bräunlich verfärben. Im Klartext: sie faulen langsam weg und müssen irgendwann amputiert werden.

Die Blutqualität
Ein anderer, ebenso wichtige Faktor ist die Blutqualität.
Gesundes Blut zeigt im nativen Ausstrich eine harmonische Verteilung der roten und weißen Blutkörperchen. Die zellulären Formen der Roten ist regelrecht, die zentralen Dellen erscheinen gut gefüllt und die kreisförmigen Umrandungen glatt konturiert. Bei krankem Blut zeigen die roten Blutkörperchen oft ein Bild des Zerfalls. Etliche sind deformiert, sie erscheinen als bizarre Stechapfelformen, haben Randblasen, Ausfransungen und sind teilweise wie Geldrollen verbacken. Die weißen Blutkörperchen zeigen ebenfalls Anomalien häufig mit fadenförmigen Ausläufern und unscharfem, diffusem Granula. Solche Stresserscheinungen sind für den naturheilkundigen Arzt und Heilpraktiker aufschlussreicher als bloße quantitative Auszählungen. Immer ist dabei Sauerstoffmangel im Spiel, entweder zurückliegend oder akut. Auf S.80, habe ich dazu weitere Ausführungen gemacht. Die nativen Blutanomalien deuten daraufhin, dass die Fließeigenschaften und die Effektivität des Blutes abgenommen hat, höchstwahrscheinlich wegen Sauerstoffmangels, der die Prima-Causa von Folgeerkrankungen ist!

Die O_2-Sättigung des arteriellen Blutes erreicht bei einem Sauerstoffpartialdruck von 100 mm Hg, siehe S.40, immerhin 98% der O_2-Kapazität, die des venösen ca. 70%. Letzerer Wert ist von Organ zu Organ verschieden, da die O_2-Ausschöpfung von der Art und der Belastung des jeweiligen Organs abhängt. Bei normaler O_2-Sättigung liegt der pH-Wert im Normbereich von 7,4; im venösen Blut fällt er auf 7,2 ab. Der Abfall resultiert aus der Bindung des CO_2 in den roten Blutkörperchen, wobei das Hämoglobin H+-Ionen abpuffert. Je weniger Sauerstoff im Blut, desto mehr Kohlendioxyd und desto saurer wird es. Ein erniedrigter pH-Wert regt allerdings die roten Blutkörperchen zur Sauerstoffabgabe und zur CO_2-Aufnahme an (Bohr-Effekt). Wenn das Blut über längere Zeit zu wenig Sauerstoff transportiert, kann das viele Ursachen haben z.B. zu wenig rote Blutkörperchen, Mangel an Hämoglobin oder Eisen, Vitaminmangel (B12) toxische Belastung (Kohlenmonoxyd, Chemo-Nebenwirkungen, Herbizide u.a. Kontaminationen), Störungen in der Mikrozirkulation z.B. durch Bewegungsmangel, zu wenig frische Luft, Blutdruckabfall oder lokale Durchblutungsstörungen (sklerotische Gefäßverengungen). Den chronischen Sauerstoffmangel gibt es auch, wenn der Abtransport des Kohlendioxyds im Gewebe verzögert ist. Auch wenn das Blut mit O_2 gut gesättigt ist, ersticken dabei die Zellen langsam am mangelnden Abtransport des Kohlendioxyds. Eine zentrale Rolle spielt hierbei das Enzym Carboanhydrase in den roten Blutkörperchen, das dafür sorgt, dass das Kohlendioxyd chemisch sofort an das freie Hämoglobin im Erythrozyten gebunden wird. Liegen hier Störungen vor, dann geraten die Zellen allmählich in eine Sauerstoffnot. Die Beseitigung solcher Durchblutungsstörungen kann nur in der Vorbeugung liegen, d.h. wenn das Bauchblut regelmäßig eine Zugabe von peroralen Sauerstoff erhält, steigert dies das Sauerstoffangebot, was sowohl die Blutqualität bessert, als auch die Mikrozirkulation. Dabei dürfte auch die Insulinproduktion der Bauchspeicheldrüse und die Zuckerverwertung in den Zellen günstig beeinflußt werden. Dr. med. W. Ott konnte mit Sauerstoffwasser auch diabetische Durchblutungsstörungen wesentlich bessern, siehe Anhang.

Der Blutkreislauf
Schematische Darstellung

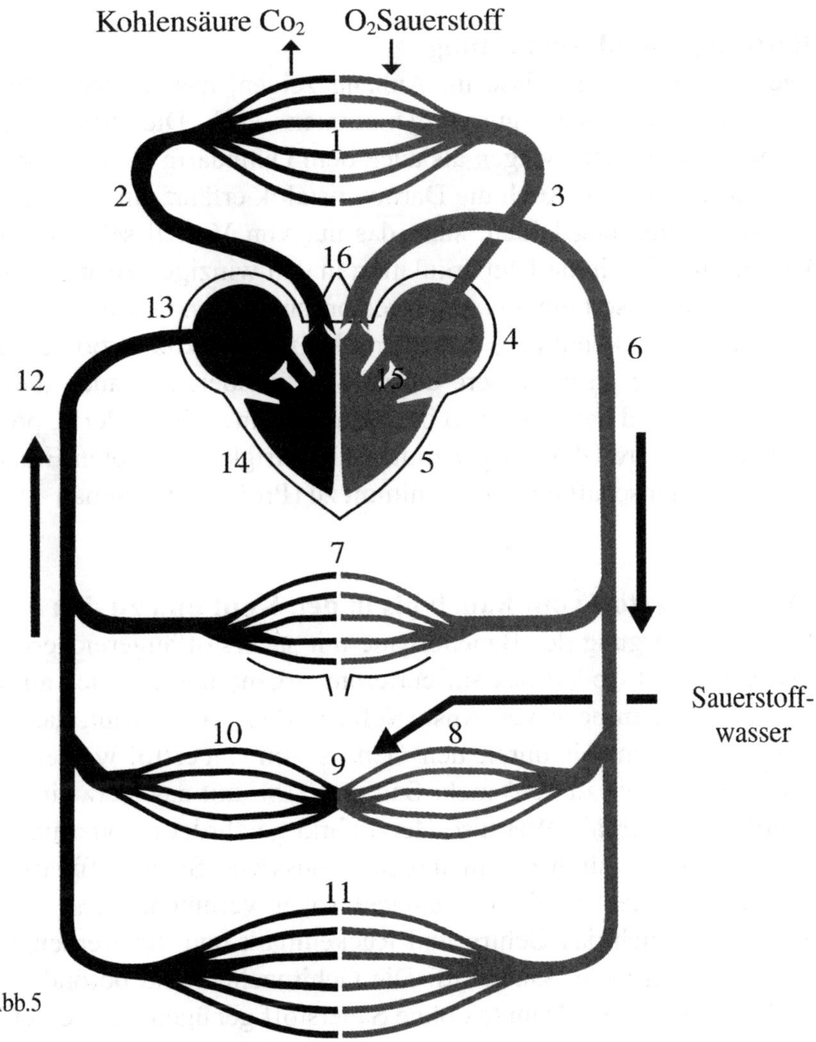

Abb.5

Muskulatur, Haut, Gehirn und übrige Organe, nehmen O_2 auf und geben Co_2 ab.

1	Lunge	9	Pfortader
2	Lungenschlagader	10	zur Leber
3	Lungenblutader (Lungenvene)	11	kleine Haargefäße
4	linker Herzvorhof	12	große Körperblutader
5	linke Herzkammer	13	rechter Herzvorhof
6	große Körperschlagader	14	rechte Herzkammer
7	zu den Nieren	15	Herzklappen
8	zum Darm	16	Taschenklappen

Welche Organe profitieren vom peroralen Sauerstoff besonders?

Bessere Bauchdurchblutung

Die Forschungsergebnisse im Anhang zeigen, dass Sauerstoffwasser vom Magen- und Darm sehr gut aufgenommen wird. Die erhöhte Sauerstoffzufuhr kommt sowohl dem Magen als auch dem Dünndarm zugute, deren Durchblutung erheblich zunimmt. Auch die Darmperistaltik erfährt eine Steigerung. Für solche, die an Verstopfung leiden, kann das nur von Vorteil sein. Sauerstoffwasser erhöht nachweislich die Blutzirkulation in den winzigen Haargefäßen, den Kapillaren, und verbessert die Sauerstoffversorgung in den Geweben.
Als nächstes bekommt die Leber und Milz eine Extraportion ab. Alle Blutgefäße im Bauchraum, insbesondere die große Pfortader, und auch die des Unterleibes weiten sich und verbessern so die Durchblutung. Ein anderer, positiver Effekt ist auch die bessere Gleitfähigkeit und Schlüpfrigkeit der roten Blutkörperchen, d.h. die Fließeigenschaft des Blutes nimmt zu (Prof. A. Pakdaman [25]).

Mehr Sauerstoff vom Bauch bis in den Kopf und zu den Füssen

Ist die Versorgung der Bauchorgane mit sauerstoffangereichertem Blut erst einmal verbessert, so hat das auf entfernte Organe und letztlich auf den ganzen Organismus, einen positiven Anstosseffekt. Das venöse Blut, das z.B. zum Herzen zurückfließt, enthält durch den Genuss von Sauerstoffwasser kurzzeitige Spitzenwerte von bis zu 40% mehr Sauerstoff, womit das Herz eine ordentliche Sauerstoffdusche erhält. Wer also Herzinfarkt gefährdet ist oder unter Angina pectoris leidet, kann durch regelmäßigen Genuss von Sauerstoffwasser das Risiko eines Herzanfalles mindern, vielleicht sogar verhüten, siehe auch Fallbeispiele, S.66. Aber auch das Gehirn und Rückenmark und die Nervenplexe der Wirbelsäule erhalten mehr Sauerstoff. Die Gehirnzellen sind besonders sauerstoffempfindlich. Schon drei Minuten ohne Sauerstoff genügen, dass etliche absterben und auch ihre Informationen für immer verloren geht. Degenerative Systemerkrankungen wie Multiple Sklerose, Parkinson, auf- oder absteigender Muskelschwund, aber auch alle Formen, bei denen Nervenkerne im Gehirn und Rükkenmark degenerieren, sind für mich eher auf chronischen Sauerstoffmangel zurückzuführen als auf irgend einen unbekannten Virus, der immer dann bemüht wird, wenn Experten mit ihrem Latein am Ende sind. Dass der Kopf besser durchblutet wird, ist auch daran zu erkennen, dass viele nach dem Genuss von Sauerstoffwasser wacher und konzentrierter sind und die mentale Leistungsfähigkeit zunimmt. Kein Wunder also, wenn Migräne und Kopfschmerzen zurückgehen und über Besserungen bei Augenleiden berichtet wird.

Kopfschmerzen

Kopfschmerzen ist einer der häufigsten Schmerzzustände weltweit! Der Schmerztablettenkonsum ist dementsprechend hoch. In den USA werden jährlich ca. 15 Milliarden Kopfschmerztabletten eingenommen (A. Pakdaman [26]). Kopfschmerzen und Migräneattacken entstehen durch eine Sauerstoffunterversorgung des Gehirns. Die dabei auftretenden Blutzirkulationsstörungen wird häufig durch Halswirbel-Blockierungen verursacht. Zu flache Atmung und sitzende Lebensweise können Migräneattacken verschärfen. Prof. Pakdaman testete sechs Wochen an 12 Patienten die perorale Sauerstofftherapie. Davon waren 8 Frauen zwischen 21 und 45 und vier Männern zwischen 32 und 46 Jahren. Sieben Frauen hatten häufige Migräneanfälle, eine Frau litt an Spannungskopfschmerzen. Als Begleitsymptome zeigten sich Hypotonie und Unterleibsschmerzen vor und nach der Periode (Dysmenorrhoe). Von vier Männern hatten zwei Migräne, der dritte litt an Spannungskopfschmerzen und der vierte an einem Gliom im linken Schläfenlappen (Tumor). Schwindelgefühle hatten in unterschiedlicher Ausprägung alle. Die Therapie wurde ambulant vorgenommen. Die Patienten tranken täglich 2-3 x 0,3 Liter sauerstoffangereichertes Wasser.

Ergebnis:

Von neun Migränepatienten besserte sich bei acht der Zustand deutlich!
Von zwei Patienten mit Spannungskopfschmerz besserte sich einer. Beim Patient mit dem linksseitigen Gliom besserte sich der Zustand nur gering. Diese Untersuchung ist zwar kein repräsentatives Ergebnis, doch immerhin zeigt sie, dass die perorale Sauerstofftherapie mehr vermochte als der jahrelange Tablettenkonsum.

Augenerkrankungen

Die heutige Überbeanspruchung z.B. die überwiegende Bildschirmarbeit, setzt die Augen unnatürlichen Strahlenquellen zu sehr aus. Die Folge ist der photooxydative Augenstress! Auch fehlende Vitamine (A, E, C, B), der Mangel an Spurenelementen und Aminosäuremangel infolge von Ernährungsfehlern, tragen dazu bei. Zudem kommen noch die Nebenwirkungen von Medikamenten z.B. Antibiotika und Zellteilungshemmer sowie Betablocker u.a., und nicht zuletzt chemische Reizstoffe der Luft, die das Auge schädigen und die Sehkraft beeinträchtigen. Prof. A. Pakdaman untersuchte ambulant die Wirkung des oxygenierten Wassers an fünf Patienten mit Augenbeschwerden, davon 3 Frauen zwischen 56 und 81 Jahren und 2 Männer (53 und 76 Jahre). Untersucht wurde der Augeninnendruck, Visus (Gesichtsfeld) sowie der vordere Augenabschnitt und die Hornhaut. Die POT erfolgte mit einer täglichen Verabreichung von 2 x 0,3 Liter und dauerte vier Wochen. Als Radikalfänger erhielten die Patienten zusätzlich Vitamin A, E, C und Zink.

Ergebnisse:
Bei allen Patienten ging der Augeninnendruck bis zu einem Drittel zurück. Bei zwei Patienten besserte sich der Visus (Gesichtsfeld). Die Trübung der Hornhaut besserte sich bei zwei Patienten. Mit der Computerperimetrie wurde auch die Durchgängigkeit der Drüsenpapillae zur Befeuchtung der Hornhaut gemessen, die bei einem Patienten nach Anwendung der POT nachweislich wieder intakt war. Alle Patienten erlebten eine subjektive Besserung und weniger Beschwerden. Erstaunlich war, dass auch die Trübungen des vorderen Augenabschnittes zurückgingen. Die Patienten konnten wieder klarer sehen und Kopfschmerzen verschwanden.[27]

Der Blutdruck nach peroraler Sauerstoffaufnahme
In einer britischen Fachzeitschrift schrieb schon 1975 Dr. med. S. J. Gelman, siehe im Anhang, einen interessanten Bericht über die Wirkung von Sauerstoffgaben auf die Leber- und Pfortaderdurchblutung. Unter Narkosebedingungen stieg bei 14 Patienten die Sauerstoffsättigung nach POT auf 80% des Ausgangswertes, bei einer mittleren Schwankungsbreite von +/- 6,7%. Gleichzeitig ging der portale Blutdruck (Portalvene) auf 49% des Ausgangswertes zurück bei einer mittleren Schwankungsbreite von +/- 10,5%. Das widerlegt die Annahme, dass bei Erhöhung des O_2-Partialdruckes gleichzeitig auch der Blutdruck steigen muss. Es gibt zwar für den erhöhten Blutdruck eine ganze Reihe von Ursachen z.B. durch Nierenstörungen, doch kann auch mangelnder Sauerstoff ein Grund sein, warum die vegetative Intelligenz die Gefäß-Spannung heraufsetzt, besonders im Alter. Ist also der Blutdruck infolge Sauerstoffmangel erhöht, so kann die regelmäßige, perorale Sauerstoffzufuhr entspannend auf die kleinen Blutgefäße (Arteriolen) wirken, da das vermehrte Sauerstoffangebot in der Endstrombahn so besser ausgeschöpft wird. Ist umgekehrt der Blutdruck zu niedrig, so kann das erhöhte Sauerstoffangebot die Mikrodurchblutung verbessern, weil die Fließeigenschaften des Blutes optimiert sind, siehe S.43-44. Bei Blutdruckschwankungen, ob hoch oder tief, sollte in jedem Fall die perorale Sauerstofftherapie zum Einsatz kommen.

Stoffwechselsteigerung nach POT in der Diätbehandlung
Prof. Dr. med. M. G. Masik und Mitarbeiter in Russland, prüften an 56 Adipositas-Patienten (Hauptgruppe) die Wirkung des sauerstoffangereicherten Wassers. 16 Patienten fungierten als Kontrollgruppe, siehe auch Anhang.
Ergebnisse:
1. Abnahme der nichtoxygenierten Substanzen im Harn um 34%.
2. Steigerung der Oxydation um 34% im Organismus.
3. Steigerung des Stoffumsatzes um 13%.

Diskussion

Wenn die nichtoxygenierten Substanzen im Harn um 34% abnehmen wie Masik und seine Mitarb. feststellten, dann müsste die oxydative Nahrungsverwertung insgesamt um 34% zugenommen haben, d.h. die Enzyme der Oxydation (Oxydasen) hätten dann ihr Arbeitspensum um 34% gesteigert. Da durch die vermehrte Oxydation auch ein Teil als Wärme abgeht, ist die behauptete Stoffwechselsteigerung von 13% durchaus realistisch. Somit dürfte die perorale Sauerstoffaufnahme für Schlankheits- und Abmagerungskuren und Diätbehandlung sehr geeignet sein.

Herzrhythmusstörungen und Belastungs-EKGs vor und nach der POT.

In einer klinischen Studie von Prof A. Pakdaman wurden sechs Patienten, darunter 2 Frauen und 4 Männer, im Alter von 41 und 70 Jahren mit Herzrhythmusstörungen mit POT behandelt und vorher und nachher kardiologisch untersucht.[28]

Ergebnis:

Die Belastbarkeit des Herzens bei durchweg allen Patienten war signifikant verbessert, im Schnitt um 25- 30% und in einem Fall um fast 50%. Offenbar konnte die perorale Sauerstoffgabe die Herzdurchblutung steigern.

Venen und Beine

Wenn der venöse Rückfluss bei der peroralen Sauerstoffanwendung im Schnitt 15-20% mehr Sauerstoff enthält, so ist das für die Venen nur Balsam und gibt all denen Hoffnung, die an Venenschwäche, Krampfadern oder gar an Beingeschwüren leiden. Prof. A. Pakdaman sieht in der angewandten POT jedenfalls gute Besserungsmöglichkeiten bei allen Erkrankungen, die durch mangelnden Rückfluss des Venenblutes entstehen z.B. Venenschwäche (Krampfadern), Beingeschwüre (Ulcus cruris) u.a.[29]

Nieren

Die Nieren sind neben dem Herzen die fleißigsten Organe und haben den mit Abstand höchsten Energieumsatz. Ihr ATP-Bedarf liegt noch über dem des Herzens und der Leber. Deshalb brauchen sie besonders viel Sauerstoff! Sauerstoffangereichertes Wasser regt die Nieren zu vermehrter Ausscheidung an. Alle Patienten berichten, dass sie mehr als gewohnt Wasserlassen müssen. Da in 24 Stunden etwa 1.500 Liter Blut durch die Nieren fließen, ist die Niere das wichtigste Blutfilterorgan, entsprechend hoch muss in diesem Organ der Sauerstoffbedarf sein. Mehr Sauerstoff bedeutet daher eine verbesserte Nierenleistung, insbesondere mehr Harnstoff- Stickstoff- und Säureausscheidung sowie ein ausgeglichenerer Mineral- und Wasserhaushalt. Prof. Gerhard Müller, Nierenexperte und ärztlicher

Direktor der Universität Göppingen, bezeichnet einmal die Nieren als "*die Kläranlage des Körpers.*" Einen wesentlichen Einfluss haben sie auf das Säure-Basen-Gleichgewicht, sie sorgen außerdem dafür, dass der Knochenstoffwechsel stimmt. Doch damit die Nieren ihre Aufgaben erfüllen können, benötigen sie viel Flüssigkeit, mindestens zwei Liter am Tag! Erst diese Menge regt insbesondere die Nephrone an. Die Zahl der Nephrone ist bei jedem Menschen unterschiedlich. Sie schwankt zwischen 550.000 und 1,3 Mio. je Niere. Je weniger Nephrone ein Mensch besitzt desto mehr muss er trinken, um die Nieren auf Trab zu halten. Ihre Funktion lässt sich mit Hilfe von Blut- und Urinwerten messen. Prof. Müller: *"Wir sind sehr besorgt; das Trinkverhalten der Deutschen ist so schlecht, dass wir für die nächsten Jahre mit einer Verdopplung der Zahl der Dialysepatienten zu rechnen haben."*

Die meisten Menschen trinken viel zu wenig! Die Nieren von trinkfaulen Menschen verdursten und sind akut gefährdet. Wenn man schon mehr trinken soll, warum nicht gleich Sauerstoffwasser?

Wenn die Nieren genügend Flüssigkeit erhalten, fördert das ihre Durchblutung! Bei mangelnder Flüssigkeitszufuhr stellen, kaum merkbar, immer mehr Nephrone ihre Arbeit ein und plötzlich kommt es zum akuten Nierenversagen. Die fatalen Folgen sind: mindestens dreimal die Woche Blutwäsche mittels Dialyse. Durch das regelmäßige Trinken von sauerstoffangereichertem Wasser kann der Gefahr der Dialyse vorgebeugt werden. Aber auch solche, die eine nur eingeschränkte Nierenfunktion haben, können mit oxygeniertem Wasser ihre Nierenleistung wieder verbessern.

Leber, Galle, Milz

Das vermehrte Sauerstoffangebot ist auch für die Leber ein anregender Stimulus. Als größte Drüse und Stoffwechselorgan, sondert sie den Gallensaft ab und leitet ihn in die Gallenblase (etwa einen Liter in 24 Stunden). Daher ist es naheliegend, dass Sauerstoffwasser die Gallebildung fördert. Ebenso naheliegend auch die verbesserte Synthese und der Umbau von Nahrungsstoffen von Zucker, Eiweißen und Fetten in körpereigene Substanzen und die Verbesserung der Blutreinigung (Harnstoffsynthese) sowie diverser Bluteigenschaften (Gerinnungsfähigkeit, Hämoglobinstoffwechsel usw.) durch sauerstoffangereichertes Darmblut. Klinisch nachgewiesen ist, dass oxygeniertes Wasser die Leberdurchblutung steigert und die Pfortaderdynamik bessert, siehe Anhang. So setzt z.B. die Leber bei vermehrtem Sauerstoffangebot das Enzym Urokinase frei, das Blutgerinnsel auflöst. Die vielfältigen Entgiftungs- und Abwehrleistungen der Leber, etwa die Aktivierung von Radikalfängern (Superoxyd-Dismutase, Glutathionperoxydase) und auch die der Milz, welche ja für die Bildung von Lymphozyten und die Ausmusterung funktionsuntüchtiger Blutkörperchen ebenfalls eine wichtige Rolle spielt, dürften in gleicher Weise verbessert sein.

Bauchspeicheldrüse

Auch unser vielfach strapaziertes Verdauungsorgan, die Bauchspeicheldrüse, wird ganz sicher von den Sauerstoff-Extraportionen profitieren. Gut möglich, dass der Ausstoß von Verdauungsenzymen im alkalischen Saft sowie die Insulin- und Glukagonsekretion verbessert wird. Dr. med. W. Ott, konnte jedenfalls mit oralen Sauerstoffgaben den Blutzuckerspiegel senken und diabetische Durchblutungsstörungen wesentlich bessern, siehe auch Interview in der Vera-Med-Klinik, S.69 und im Anhang, Dr. med. Ott, S.127.

Magen, Darm

Etwa 70% des sauerstoffangereicherten Wassers wird, wie schon erwähnt, bereits im Magen vom Blut aufgenommen.[30] Das aber hat zur Folge, dass die Durchblutung der Magenschleimhaut zunimmt und sich günstig auf die Magensaft- und Schleimproduktion auswirkt und die Vorverdauung der größeren Nahrungseiweiße verbessert. Die Magendrüsen scheiden auch einen Stoff aus, *den instrinsic factor,* der die Verwertung von Vitamin B12 ermöglicht, ein wichtiges Vitamin, das bei der Blutbildung eine zentrale Rolle spielt.

Die Aktivierung des Immunsystems im Magen-Darmbereich mit Sauerstoffwasser

Der Magen Darmabschnitt mit seiner enormen Oberfläche von bis zu 300 qm, ist ein ideales Organ für die Sauerstofftherapie. In ihm und um ihn befinden sich etwa 80% des gesamten Abwehrpotentials, das um den Darm eine Art Verteidigungsgürtel bildet. Dieses Abwehrsystem bekämpft Darm- und Bakteriengifte, Fremdstoffe und Viren, indem sie sie verdaut und somit unschädlich macht. Typische Abwehrorgane im Bauch sind z.B. das große Netz der Bauchlymphknoten, die Milz, der Blinddarm und die direkten Abwehrnester im Endbereich des Dünndarmes (Payerschen Plaques). Die Nervenansammlungen z.B. der Auerbach'sche Plexus speichern u.a. auch die Daten eingedrungener Fremdstoffe, Erreger und Gifte (Werthmann K, 1991 [31]). Dabei werden eingedrungene Erreger und ihre Stoffwechselprodukte von den Lymphozyten identifiziert und spezielle Immunglobuline (Antikörper) gegen sie produziert. Diese Immunglobuline z.B. das IGA schützt die Schleimhaut des Magens und des Dünndarmes gegen eindringende Erreger. Durch die perorale Aufnahme von Sauerstoff erfolgt ein direkter Kontakt mit diesen breit angelegten Abwehrsystemen und aktiviert sie (Prof. A. Pakdaman [29]).

Die Darmflora - das Steuerorgan der Abwehr
In den tiefergelegenen Darmabschnitten, vor allem im Dickdarm, wird normalerweise durch Wasserentzug der Darminhalt eingedickt. Aber gerade dort sitzen in der Darmschleimhaut unzählige Mikroorganismen, Pilze, Protozoen, Kokken, Kolibakterien u.a. in mehreren Schichten aufeinander und machen sich im harten Verdrängungswettbewerb den Platz streitig. Vor allem die anaeroben Parasiten, also solche, die ohne Sauerstoff auskommen, sind dort im Gegensatz zu den oberen Abschnitten in der Überzahl. Zu viele davon machen den Körper krank und siech, da unter Krankheitsbedingungen deren giftige Stoffwechselausscheidungen mit dem Wasserentzug ins Darmblut eindringen können.
"Der Tod sitzt im Darm", lautet einer der Grundaussagen der Naturheilkunde! Andererseits ist die Bakterienflora ein gutes Übungs- und Manöverfeld für das Immunsystem, wo es seine Abwehrtruppen immer wieder auf den neuesten Stand bringt. Wenn jedoch zu viele Kräfte des Immunsystems an eine entartete Darmflora (Dysbiose) gebunden sind, fehlen dringend benötigte Abwehrzellen an anderer Stelle. Giftige pathogene Darmbakterien produzieren beim anaeroben Abbau von Nahrungsstoffen Säuren, Gase, aber auch giftige Stoffwechselschlacken, die in zu großen Mengen nur unvollständig abgepuffert werden und so freie Bahn haben. Ein übersäuertes Darmmilieu bietet jedoch dem Krebsgeschehen gute Wachstumsbedingungen. Dickdarmkrebs kann z.B. am besten gedeihen, wenn über längere Zeit der ph-Wert im Darm im sauren Bereich war. Aber auch die zu großen Mengen an Fäulnisstoffen z.B. giftige Schwefelwasserstoffverbindungen, vermag die körpereigene Abwehr oder die Antikörpern nicht mehr unschädlich zu machen. Die Folge ist, dass sie als *Stoffwechselgifte* in die Zellen eindringen und die Atmungskette schädigen können. Auch das ist eine der Krebsursachen, immer dann, wenn der Darm zum Giftherd wird. Die organnahen Lymphknoten fangen zwar die Stoffwechselgifte anaerober Bakterien auf und filtern sie, doch wenn die Filter voll ist läuft alles über, und die Entzündungskomplexe nisten sich in den Bauchorganen ein, später auch in den Gelenken und im Bindegewebe. Rheuma und Gelenksentzündungen sowie chronische Darmentzündungen oder Geschwüre können entstehen (Morbus Crohn, Colitis ulcerosa u.a.). Manchmal gelangen Colibakterien direkt ins Darmblut und es kommt zu einer Invasion in den Nieren, was nicht selten übel endet z.B. Nierenschrumpfung. Die sitzende, bequeme Lebensweise unserer Informationsgesellschaft begünstigt solche negativen Entwicklungen. Durch den direkten Kontakt der Darmschleimhaut mit oxygeniertem Trinkwasser, lassen sich chronisch entzündliche Darmerkrankungen effektiver behandeln. Kommen nämlich anaerobe Dickdarmbakterien vermehrt mit Sauerstoff in Berührung, so ist das wie wenn ein Nachttier plötzlich dem hellen Tageslicht ausgesetzt wird. Hier kann Sauerstoffwasser helfen die Vermehrung toxischer Darmparasiten zu stoppen. Durchfall- und Entzündungsmittel allein genügen nicht, wirksamer ist die gründliche Darmsanierung, wobei sauer-

stoffangereichertes Wasser durchaus einen wichtigen, therapeutischen Beitrag leisten kann.

Sauerstoffwasser stimuliert die antioxydative Kapazität

Das System der Radikalfänger

Die Konzentration der freien Radikale wurde vor und nach dem Genuss von Sauerstoffwasser von Prof. Schoenberg überprüft. Radikale sind sehr kurzlebige Verbindungen mit ungepaarten Elektronen, die in der Zelle Kettenreaktionen auslösen können, sowohl positive als auch negative. Einerseits sind sie sehr notwendig, um die Stoffwechselprozesse in der Zelle zu beschleunigen oder um kränkelnde Zellen wirksam zu beseitigen z.B. latente Krebszellen, deren Teilung eine Gefahr für den Organismus darstellt. Doch andererseits müssen sie auch in Schach gehalten werden, durch das *"antioxydative System"* das überschüssige Reaktionen verhindert und ausgleicht. Durch Trinken von sauerstoffangereichertem Wasser kann nach den vorliegenden Testergebnissen, siehe S.123, das antioxydative System, d.h. das System der Radikalfänger angeregt und trainiert werden, ähnlich wie nach halbstündigem Jogging oder flottem Radfahren. *Allerdings muss das oxygenierte Trinkwasser mit mindestens 30 mg gelösten Sauerstoff pro Liter angereichert sein, um einen Stimulationseffekt zu erzeugen.* In seiner Zusammenfassung schreibt Prof. M. Schoenberg:

"....Der Anstieg der Radikale war ab 30 mg Sauerstoff pro Liter zu verzeichnen und unabhängig von höheren Sauerstoffkonzentrationen im Wasser. Wasser, das nur 15 mg Sauerstoff enthielt, führte nicht zu einer vermehrten Freisetzung von Sauerstoffradikalen."

Damit ist der Verdacht vom Tisch, dass sauerstoffangereichertes Wasser den oxydativen Stress fördert. Im Gegenteil: Es stimuliert die antioxydative Abwehr genauso wie leichte sportliche Betätigung und die wird uns ärztlicherseits immer wieder empfohlen.

Naheliegend, wenn auch nicht zwingend, ist die zusätzliche Einnahme *von Antioxydantien* wie Vitamin A (Betacarotin) E und C sowie die Spurenlemente Selen, Mangan, Kupfer und Zink, welche die antioxydative Kapazität unterstützen, um den oxydativen Zellstress so niedrig wie möglich zu halten.

Sind Antioxydantien allein ausreichend?

Die Redoxsysteme, d.h. die Reduktions-Oxydationsprozesse in der Atmungskette, bewirken die molekularen Umwandlungen und die Wasserausscheidung und sind maßgeblich an der Entgiftung der Zellen beteiligt. Bei nicht wenigen Patienten wird deren Redoxsysteme infolge von Übersäuerung und Fäulnisstoffen aus dem Darm zunehmend ineffizienter. Dass hierbei die Gabe von hohen, antioxydativen Vitamindosen und entsprechender Kost versagen müssen, liegt auf der Hand. Zu allererst muss die Darmentgiftung stattfinden! Dass dem so ist, zeigten große Interventionsstudien in Finnland (Caret-, ATBC-, Hope-Studie [32]). Zum Teil verkehrten sich die Wirkungen ins Gegenteil. Möglicherweise wurden die Radikalfänger zum falschen Zeitpunkt gegeben oder nicht richtig dosiert, was bei den konstitutionellen Unterschieden und der individuellen Ansprechbarkeit auch nicht einfach ist. Möglich auch, dass es zu funktionellen Überkompensationen kam. Überprüfen sollte man z.B. auch, ob hohe und für längere Zeit verabreichte Dosen, einen einschläfernden Gewöhnungseffekte haben, siehe auch S.105. Die alleinige Einnahme von Antioxydantien bietet noch keinen sicheren Schutz vor Radikalen und vor Krebs. Erfolgsversprechender scheint mir die aktive Stimulation des antioxydativen Systems z.B. in Form dosierter, sportlicher Betätigungen oder durch Abhärtungsmaßnahmen sowie durch das Trinken von sauerstoffreichem Wasser. Der Körper entscheidet dann selbst wie und wann er seine Abwehrmechanismen aktiviert.

Die Armeen des inneren Arztes brauchen viel Sauerstoff

Die Funktion der Immunzellen z.B. die Phagozytose (Fressfähigkeit und Verdauung körperfremder Stoffe und Antigene) ist direkt sauerstoffabhängig, ja sie hängt von der Bildung Radikaler ab, siehe auch S.101. Ist der Sauerstoffstatus und die Energieverwertung und somit das energetische Potential gut, so steigt die Phagozytoseaktivität der Immunozyten und ihre Abwehrbereitschaft.

Was kann das Immunsystem schwächen oder zerstören?

1. Die freien Radikalen der Krebszellen, können Lymphozyten direkt angreifen und vernichten, insbesondere während und nach der Bestrahlung.

2. Ebenso können Krebszellen die Brut- und Bildungsstätten der Lymphozyten schädigen und schwächen, was letztlich zu einem Rückgang der Lymphozytenzahl führt (Lymphozytophenie).

3. Auch psychische Erschöpfung und Überforderung (Stress) können eine Immunschwäche und Rückgang der Lymphozytenzahl bewirken.

4. Ebenso kommen Giftstoffe in der Nahrung und in der Luft als Auslöser in Frage. Bewegungsmangel und nicht zuletzt die Fehlernährung schwächen das Immunsystem.

5. Chemotherapie, Narkosen und Strahlenbelastung sind weitere Gründe, warum Immundefekte entstehen.

In einer großangelegten klinischen Studie wurde zwischen 1988 und 1990 von Prof. A. Pakdaman an 779 Patienten der zelluläre Immunstatus untersucht. 692 Patienten (89%) hatten einen zellulären Immundefekt, wobei die B- und T- Lymphozyten rückläufig waren. Davon hatten 602 Patienten einen Gesamtrückgang der Lymphozyten eine echte Lymphozytophenie. Dieses Resultat zeigt wie sehr Bestrahlung und Zytostatika das Immunsystem schwächen.[33]

6. Am meisten schädigt jedoch der Sauerstoffmangel und nicht zuletzt auch der Wassermangel das Immunsystem, da die gesamte Dynamik der zellulären Abwehr vom Sauerstoffangebot direkt abhängt.

Massive Lymphozytenstimulation nach peroraler Sauerstoffgabe

Zwischen 1995 und 1996 wurde von Prof. Pakdaman die Effektivität der POT an 46 Krebspatienten untersucht, um herauszufinden, in wie weit sich damit die Abwehr stimulieren lässt. Die Patienten waren beiderlei Geschlechts, zwischen 34 und 83 Jahre und an verschiedenen Krebsformen erkrankt, die alle histologisch gesichert sind.

Ergebnisse:

Nach Verabreichung von oxygeniertem Trinkwasser, erfolgte bei 82% trotz Bestrahlung und Chemotherapie eine Lymphozytenstimulation. Bei der Kontrollgruppe, die mit denselben Medikamenten und gleicher Bestrahlungsdosis behandelt wurden, aber keine POT erhielten, änderte sich nichts; ihr zellulärer Immundefekt blieb unverändert. [34]

Sauerstoff stimuliert die Abwehr am stärksten

Das zelluläre Immunsystem hat einen sehr hohen Sauerstoffbedarf! Es sind dies alle mobilen Abwehrzellen im Blut und im Bindegewebe, sozusagen die mobilen Polizei - und Armeeeinheiten. Haben sie zu wenig Sauerstoff, dann ist das wie wenn der Armee der Sprit und die Munition ausgeht. In. der Leber, Milz, Thymusdrüse, Lymphknoten, Mandeln, Blinddarm, Knochenmark und im ganzen Bindegewebe verstreut, tummeln sich die verschiedensten Abwehrzellen, die alle auf bestimmte Aufgaben spezialisiert sind. Hier einige Zahlen über diese gewaltige Armee:
Sofern genügend Sauerstoff und Wasser vorhanden ist, kann der innere Arzt in weniger Minuten z.B. 15 Mio. Lymphozyten und ca. 80 Mio. Granulozyten aktivieren. Zur humoralen Giftbindung stehen ihm ständig ca. eine Billion Antikörper zur Verfügung. Welchen enormen Energieaufwand dies erfordert, kann sich jeder denken. Wenn nun die Abwehrorganen hinreichend mit Sauerstoff und Wasser versorgt sind und auch die Ernährung und Lebensweise einigermaßen

gesundheitsbewusst ist, so steht eine intakte, widerstandsfähige Armee stets Gewehr bei Fuß, bereit dem Gegner das Fürchten zu lehren. Weil eben besonders die *mobilen Abwehrzellen* viel Sauerstoff benötigen, ist für ihre Vitalität und Kampfbereitschaft das Sauerstoffwasser ein hervorragender Stimulus.

Zusammenfassung der Sauerstoffwirkung (Prof. Pakdaman)

> Sauerstoff ist an allen Regulationsprozessen beteiligt.

> Er wirkt antibakteriell und antiviral.

> Er fördert die Mikrozirkulation des Blutes.

> Er reguliert den Blutdruck, gleicht ihn aus.

> Er fördert die Granulation und Regeneration aller Gewebe.

> Er beschleunigt dadurch auch die Wundheilung.

> Er ist an allen Entgiftungsvorgängen beteiligt.

> Er optimiert den Stoffwechsel.

> Er ist maßgeblich an den Energiegewinnungsprozessen in den Zellen beteiligt und steigert somit die psychische und körperliche Leistungsfähigkeit.

> Und schließlich fördert Sauerstoff auch das Wachstum der nützlichen Bakterien im Darm.

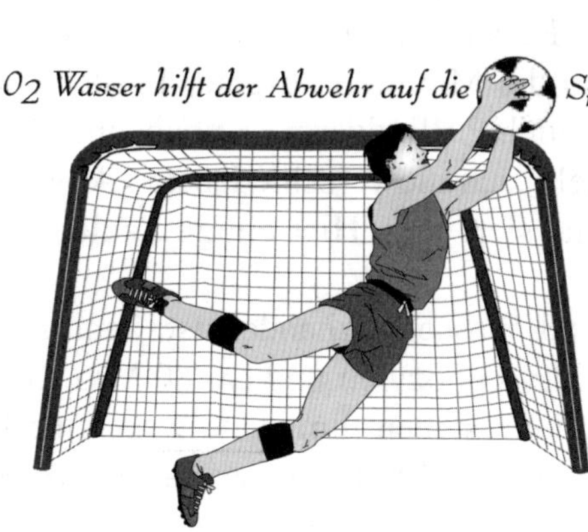
O_2 Wasser hilft der Abwehr auf die Sprünge.

Dosierung des peroralen Sauerstoffs

Oxygeniertes Wasser hat wie jedes Nahrungsergänzungsmittel ab einer gewissen Schwellendosis eine pharmakologische Wirkung. Auf Grund meiner Beobachtungen, sollten Sie einschleichend mit 0,3 Liter pro Tag beginnen. Am fünften Tag können Sie auf das Doppelte erhöhen. Nach einer Woche, am 8. Tag, können Sie weiter steigern. Als Erhaltungsdosis genügt ein dreiviertel Liter pro Tag. Bei Krebs sollten Sie zuvor Ihren Arzt oder einen darin erfahrenen Therapeuten fragen. Auch bei der peroralen Sauerstoffanwendung ist eher eine mäßige Dosierung angebracht. Wer gleich zu Anfang unkontrolliert oxygeniertes Wasser in sich hineinschüttet, muss mit oxydativem Stress rechnen, vor allem wenn er kein Sportler ist. Bei Entzündungen sollte ebenfalls nicht hoch dosiert werden, da der zusätzliche Sauerstoff den Stoffwechsel um ca. 13% erhöht und entsprechend auch den Wärmeumsatz steigert und möglicherweise eine chronische Entzündung anheizt. Er kann z.B. eine schwelende Entzündung in eine akute überführen und sie so zur schnelleren Abheilung bringen, was nicht jeder so ohne weiteres verträgt. Bei zarten Naturen muss man sowieso immer einschleichend dosieren. Auch einen chronischen Schnupfen kann er in einen akuten verwandeln, was eher als *Heilreaktion* zu werten ist, denn die Energie des Sauerstoffs räumt schneller auf als viele Medikamente.

Achtung: *Wenn Sie Sauerstoffwasser in Ihrem Heimgerät zubereiten, bitte täglich den Heimbereiter neu füllen, damit Sie immer frisches Wasser haben, und einmal die Woche das Gerät mit heißem Wasser durchspülen.*

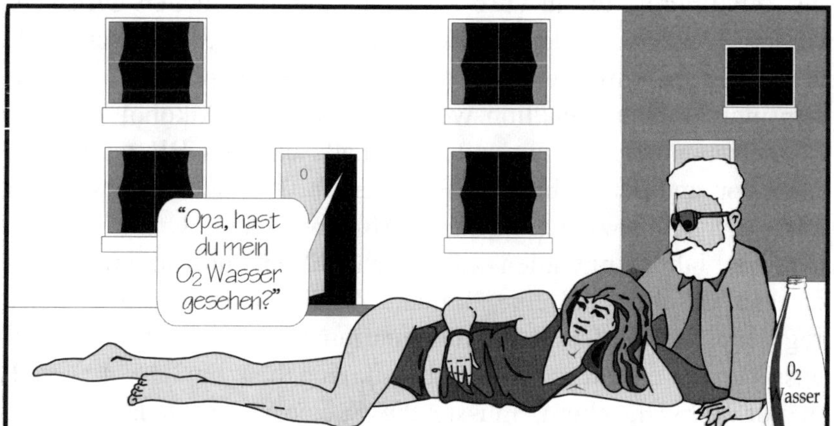

3. Teil

Krebs

1. Sauerstoffmangel und Giftbelastung, sind sie die wesentlichen Krebsursachen?

Der chronische Sauerstoff- und Wassermangel in unserer sitzenden Informationsgesellschaft ist die entscheidende Ursache vieler Zivilisationskrankheiten und wahrscheinlich auch die des Krebses, mit dem gut zwei Drittel der Wohlstandsbürger irgendwann zu tun haben werden, ohne dass sie daran sterben müssten. Schon 1926 stellte der deutsche Nobelpreisträger Otto Warburg fest, dass Krebszellen sich im sauerstoffarmen Milieu am schnellsten vermehren. Stress, so sagte ich im ersten Teil, ist der Sauerstoffräuber Nr.1 und mangelnder Sauerstoff führt zur Degeneration des gelben Atmungsenzyms "des Warburschen Atmungsfermentes" (Cytochrom-Oxydase), das die Elektronenübertragung auf den Sauerstoff sicherstellt. Ist es in seiner Funktion beeinträchtigt, so gerät die zelluläre Energiegewinnung ins Defizit, siehe S.90. Auch chemische Giftstoffe können für solche Stresserscheinungen in der Atmungskette die Ursache sein, doch wird nicht alles so heiß gegessen, wie es gekocht wird. Manchmal ist das wie der Sturm im Wasserglas.
Unser Bewusstsein, aufgeschreckt durch die täglichen Katastrophenstorys chemischer Giftbelastungen, etwa Nitrate im Trinkwasser, Zunahme der Stickoxyde in der Luft, FCKW-Killer in der Ozonschicht, Blei und Cadmium in der Nahrung, BSE im Rindfleisch, MKS in Schafen und Schweinen usw., wurde durch solche Meldungen übersensibilisiert und hat die medizinische Forschung in diese Richtung gelenkt, insbesondere wie sich Umweltgifte negativ auf den Stoffwechsel und auf die Enzymsysteme der Zellen auswirken könnten. Die Forschungsergebnisse aus Zellkulturen, die in vitro künstlich allen möglichen Giftstoffen ausgesetzt wurden, kann man jedoch nicht einfach so auf den Menschen übertragen. Wie ein Organismus auf chemische Gifteinwirkung reagiert ist verschieden und hängt von individuellen Reaktionsweisen ab. Wieviel Alkohol z.B. jemand verträgt, ist nicht nur eine Frage der Körpermaße und des Blutvolumens, sondern hängt noch von anderen, subtileren Faktoren ab. Wie schnell etwa die Leber arbeitet und welche Kapazitäten ihr zur Verfügung stehen. Unser Körper wurde in Millionen von Jahren mit allen möglichen Giften konfrontiert und wer weiß, vielleicht gab es schon mal eine ähnliche Zivilisation wie heute. Er ist ein sich selbst regulierendes, perfektes Instrumentarium unseres Geistes; wie sollte er da nicht wissen, wie er mit Umweltgiften umzugehen hat? Nach den Hiobsbotschaften von Schwarzsehern, müsste die Spezies Mensch längst ausgestorben sein, doch die Tatsachen sind andere! Das Phänomen des globalen Rückgang des atmosphärischen Sauerstoffes sowie die zunehmende Erwärmung der Ozeane scheint mir da viel dringlicher. Wir sollten die Intelligenz unseres Organismus

und die Möglichkeiten Gifte zu neutralisieren und auszuscheiden nicht unterschätzen, sollten ihm mehr vertrauen! Freilich, wer Bücher über Wohngifte, krebsige Stoffe und Erdstrahlen liest und alles tierisch ernst nimmt, der verliert das Vertrauen in die Entgiftungskraft seines Körpers und findet schließlich nirgendwo mehr Sicherheit, außer in fragwürdigen Gegenmitteln und teuren Entgiftungskuren.

2. Die Anregung körpereigener Systeme oft wirksamer als Medikamente

Was Otto Warburg 1926 im Wesentlichen erkannte, ist, dass das gelbe Enzym, die Cytochrom-Oxydase (ein kupferabhängiges Enzym) wichtig ist für die Sauerstoffverwertung und ihr Mangel die Zelle in den Krebsstoffwechsel treibt, ähnlich wie beim chronischen Mangel des Radikalfängers, die Superoxyd-Dismutase. Die Frage ist, welche Ursachen für den schleichenden Mangel dieser wichtigen Enzyme relevant sind. *Dabei greift die wichtige Erkenntnis, dass immer dort, wo der Organismus zu wenig angeregt wird, die entsprechenden Funktionen langsam degenerieren, absterben oder gar erlöschen.*

Das beste Beispiel hierfür ist die Muskulatur. Wird ein Muskel über längere Zeit nicht bewegt z.B. im Gipsbein, so schrumpft sein Umfang innerhalb weniger Wochen um die Hälfte (Oberschenkel, Waden). Kann er aus irgendwelchen Gründen nicht mehr bewegt werden z.B. infolge Nervenlähmung, dann degeneriert er und verliert seine Kraft und Spannung. Exemplarisch war auch das Degenerationsphänomen der Astronauten auf der Raumstation MIR. Die monatelange Schwerelosigkeit, bewirkte Blutverteilungsstörungen, Schwund der Muskulatur, ziemlich rasanten Knochenabbau, Ungleichgewichte im Mineral- und Wasserhaushalt sowie in der Hormonregulation. Durch das Fehlen der Schwerkraft, hatten die Astronauten z.B. mehr Blut im oberen Körperbereich und ständigen Kopfdruck. Der Organismus war mit dem Phänomen Schwerelosigkeit klar überfordert. Deshalb mussten die Astronauten täglich ein Fitnessprogramm absolvieren, um das Schlimmste zu verhüten. Das gleiche gilt für die Hirnfunktionen. Wer nicht bereit ist immer wieder neu dazuzulernen, sei es eine Sprache oder die Anpassung an neue Gegebenheiten (Flexibilität), oder nicht gewillt ist überflüssige Vorurteile und Gewohnheiten abzulegen, dessen Hirnzellen bauen ihre komplexen Vernetzungen ab, d.h. ihre Kommunikationskapazität degeneriert. In unserer modernen Informationsgesellschaft, wo beinahe jeder zweite nur noch mit Krawatte, Monitor und Handy arbeitet, haben wir ein besonderes Dilemma. Einerseits sind die Hirnfunktionen überlastet, andererseits fehlt vielen die körperliche Bewegung und die frische Luft. Nicht mehr lange, und es wird uns ähnlich ergehen wie den Astronauten. Mangelnde Anregung ist meines Erachtens einer der Hauptgründe weshalb Zellen und Organe degenerieren und ihre Aufgaben nicht mehr voll erfüllen können. Wie sehr die richtige Anregung heilt, zeigt die Wirkung der Kneippkur. Sein Wiederentdecker, Sebastian Kneipp, hat es an sich selbst erfolgreich ausprobiert. Weil er geschwächt durch Tuberkulose, für den geistlichen Beruf abgewiesen wurde und als unheilbar krank galt, badete er jeden Tag in Donaustauf, im eiskalten Flusswasser und regte die Durchblutung seines Körper dermassen stark an, sodass die als unheilbar geltende Tuberkulose bei ihm für immer verschwand! Hätte er dem damaligen Papst der Bakterienforschung, Louis Pasteur geglaubt, wonach Bazillen die Ursache für die Tuberkulose sind und dagegen kein Kraut gewachsen sei, dann wäre Sebastian Kneipp schon in jungen Jahren gestorben. Daraus ziehe ich den Schluss: *Werden alle Funktionen des Körpers moderat angeregt, dann stehen dem Organismus genügend Mechanismen zur Verfügung, um die notwendige Entgiftungsarbeit, auch ohne teure Entgiftungskuren, hinreichend zu bewerkstelligen.* Bezogen auf die Degeneration der antioxydativen Kapazität, namentlich des ganzen Komplexes der Atmungsenzyme und Radikalfänger, bedeutet dies, dass deren Anregung durch genügend Wasser- und Sauerstoffzufuhr intakt bleibt und dem Krebsgeschehen den Riegel vorschiebt. Zu wenig Anregung der Atmungsenzyme entsteht auch durch das überreiche Eiweiß-, Fett- und Zuckerangebot in modernen Informationsgesellschaften. Dieses "Zuviel" ist ebenfalls eine wesentliche Ursache, weshalb Sauerstoffmangel entsteht, und wird meistens ignoriert. Das Blut, ständig vollbepackt mit Nährstoffen, kann weniger Sauerstoff transportieren, vor allem das Bauchblut, das vom Darm zur Leber fließt. Wie schon erwähnt, hat Prof. L. Wendt in langwierigen Untersuchungen nachgewiesen, dass die überschüssigen Eiweiße, Zucker und Fette die kleinen Blutgefäße, die Kapillaren, verstopfen und den Sauerstoff transportierenden roten Blutkörperchen den Zugang zu den Zellen versperrt. Am schlimmsten trifft es dabei die Nieren, die allmählich "dicht" machen. Je öfters also der Bauchdämon zuschlägt, desto weniger Sauerstoff gibt es. Nicht minder gefährlich sind die Genussgifte wie Alkohol und Tabakrauch, die trotz Sauerstoffanregung die Atmungsenzyme lahmlegen. Wer viel in frischer Luft ist, sich ausreichend bewegt und genügend Wasser trinkt (mindestens zwei Liter am Tag), der wird Zigaretten und Alkohol sowieso als ungesund empfinden und bald damit aufhören.

Enzyme, unsere Workaholiker dürfen nicht arbeitslos werden

Wasser und Sauerstoff sind Stoffe die Leben möglich machen. Bei unzureichendem Angebot hat das in erster Linie katastrophale Folgen für die Atmungsenzyme. Die ganze Atmungskette degeneriert allmählich! Doch die Enzyme sind unsere *Workaholiker* und die müssen wir immer beschäftigen, wenn wir sie bei Laune halten wollen!

Was sind Enzyme?
Enzyme sind kompliziert gebaute Eiweißmoleküle, die alle biochemischen Prozesse stark beschleunigen. Im zentralen Teil ihres Eiweißkörpers, dem Apoenzym, ist meist ein Spurenelement, ein Metallion, eingelagert z.B. Kupfer, Mangan, Zink, Selen, Magnesium, Eisen usw., das die Spezifität des Enzyms bestimmt, d.h. mit welchen Stoffgruppen es reagiert. Bei den enzymatischen Reaktionen werden nur die an dem Eiweißkörper angelagerten Co-Faktoren verbraucht; der Eiweißkörper und sein Aktionszentrum selbst, also das Apoenzym, verändern sich nicht. Die Co-Faktoren der Enzyme sind Vitamine, vor allem die B-Gruppe z.B. Nicotinsäure und Nikotinsäureamid, die in den wasserstoffübertragenden Oxyreduktasen den prosthetischen Anteil bilden und während der Arbeit immer wieder neu regeneriert werden müssen. Deshalb braucht der Organismus stets einen Vitaminvorrat, den er überwiegend in der Leber speichert. Daraus erklärt sich der hohe Vitaminverbrauch und der ständige Bedarf an Spurenelementen.

Grundfunktion der Enzyme
Jedes Enzym geht mit bestimmten Stoffen (und nur mit diesen) eine kurzfristige Verbindung ein. Es verbindet sich z.B. mit einem Zuckermolekül, verändert dieses, entweder durch Abspaltung von Molekülteilchen oder Anlagerung z.B.von Sauerstoff oder Wasserstoff, und trennt sich dann wieder, ohne sich selbst zu verändern.

Wie arbeiten Enzyme?
Ist z.B. ein Molekül in der Nähe eines Enzyms, dann dockt es dort an und gibt seine Wasserstoffionen an die prosthetische Gruppe ab. Das Molekül, nun befreit von seinem Wasserstoffanteil, löst sich nun wieder und ein anderes Molekül lagert sich direkt an das Aktionszentrum des Enzyms an. Dort werden nun die Wasserstoffionen der prosthetischen Gruppe auf das Molekül übertragen, welches sich daraufhin vom Enzym löst.

Und die Coenzyme?
Anders bei den Coenzymen, die sich stets vom Enzym lösen und ihre Elektronen oder Ionenfracht durch Andocken auf andere Enzyme übertragen und dadurch

oxydieren, d.h. wieder frei werden für die nächste Runde. Ein Co-Enzym oxydiert dann, wenn es seine Wasserstoff-Fracht abgibt, es wird dabei reduziert, wenn es Wasserstoff aufnimmt. Coenzyme sind vergleichbar mit LKWs, welche die Ware der jeweiligen Substrate von einem zum anderen Enzym verfrachten. Ein erheblicher Teil der Coenzyme besteht aus Vitaminen. Wenn man so will, karren Vitamine die Energiefracht durch die Enzymstraße, deshalb unterliegen sie auch einer schnellen Abnutzung.

Enzymkomplexe und Straßen

Wird z.B. ein Zuckermolekül (Glucose) bis zur Brenztraubensäure enzymatisch zerlegt, dann erfordert dies zehn Arbeitsschritte oder zehn Enzyme, wobei die einzelnen Reaktionen ziemlich komplex ablaufen. In der Zelle arbeiten die Enzyme Hand in Hand in linearen Kettenreaktionen mit rasender Geschwindigkeit. Es sind dies Multienzym-Systeme, die als Ganzes wirken, wobei der Ausfall eines Gliedes die ganze Kettenreaktion unterbrechen kann, was bei der Energiegewinnung katastrophale Folgen hat, wie in den Cytochromen, siehe auch S.90. Multienzymkomplexe kann man auch mit "Enzymstraßen" vergleichen, wobei die Reihenfolge der Reaktionsschritte durch das jeweilige Redoxpotential bestimmt wird, d.h. am Beginn der Straße stehen solche Enzyme, die ein niedriges Redoxpotential haben und daher ihre überschüssigen Wasserstoffprotonen leicht abgeben. Die Nachfolgenden haben ein höheres Potential, deshalb können sie den Wasserstoff schnell aufnehmen. Im Grunde geht es nur um Energiegewinn, wobei durch die atomare Übertragung elektrische Ladung frei wird, chemisch als ATP gespeichert und für den Bau komplexer Moleküle bereitgestellt wird.
Multienzyme und Komplexe stehen dann in der richtigen Reihenfolge, wenn die sukzessive Abgabe und Aufnahme von Wasserstoff und Elektronen im ausgewogenen Rhythmus abläuft. Das nachfolgende Enzym muss elektrisch so geladen sein, dass es die Wasserstoffionen des vorhergehenden aufnehmen kann. Mit zunehmender Verringerung der Ladungen im Verlauf der Enzymstraße, werden immer weniger Moleküle und Atome ausgetauscht, bis am Ende nur noch die Elektronen auf den Sauerstoff übertragen werden und daraus wieder Wasser entsteht, wie in der Atmungskette siehe S.86. Eine Enzymstraße erfüllt ihre Aufgabe dann gut, wenn zwischen Abgabe und Aufnahme ein Gleichgewicht herrscht und ein möglichst hoher Energiebetrag aus den Substraten gewonnen wird. Die rhythmische Abgabe und Aufnahme kann z.B. durch Schwermetallbelastung und energiereiche Radikale gestört sein, aber auch durch essentiellen Nährstoffmangel entgleisen. Sauerstoffradikale stören Enzyme und Coenzyme insofern, als sie deren Substratladungen an sich binden. Allerdings sorgen gerade im Endabschnitt der Atmungskette die Cytochrom-Oxydasen dafür, dass die von den Radikalfängern SOD und GPO entschärften Sauerstoffspezies durch Elektronenübertragung sich mit dem Wasserstoffprotonen vereinen und zu Wasser werden. Das ist die große und einmalige Leistung der Cytochrom-Oxydase, siehe auch S.89.

Hemmung und Stimulation der Enzyme

Enzyme können in ihrer Aktivität gefördert oder gehemmt werden.

Die wichtigsten natürlichen Anregungsfaktoren sind ein pH-Optimum, d.h. das ideale Säure-Basen-Verhältnis, die Körperwärme, das Wasser und nicht zuletzt der Sauerstoff. Nur bei einem bestimmten Säure-Basen-Wert arbeiten Enzyme effizient und erreichen ihr Stoffwechseloptimum. Fieber und ein erhitzter Körper steigern die Enzymaktivität, Kälte setzt sie herab und neutrales, reines Wasser sowie genügend Sauerstoff sind absolut notwendig. Gewisse Hormone aus der Schilddrüse, der Hirnanhangsdrüse oder den Nebennieren sowie anabole Hormone (Östrogen und Testosteron, somatotrophes Hormon) aber auch Drogen können die Reaktionsgeschwindigkeit der Enzyme beschleunigen oder dämpfen. Es gibt im Organismus auch jede Menge spezielle Enzymhemmer (Inhibitoren) die überschießende Reaktionen durch kurzfristige Anlagerung an das Aktionszentrum blockieren. In manchen Konservierungsstoffen, Umweltgiften (Schwermetallen) Gasen usw., aber auch in einigen Lebensmitteln z.B. Sojabohnen oder Kohl, sind Hemmstoffe enthalten, die über längere Zeit Enzyme regelrecht lahmlegen. Nichts schlimmeres für die Enzyme, wenn sie arbeitslos sind; das vertragen sie überhaupt nicht. Ihr immenses Arbeitsgedächtnis zeigt sich z.B. darin, dass ein Multi-Enzymkomplex manchmal mehr als 10.000 Substratmoleküle in der Sekunde umsetzt, ohne dabei sich selbst zu verändern. Hier wird klar wie wichtig die ständige Anregung ist. Degenerieren jedoch die Enzymkomplexe, vor allem die der Zellatmung, so gerät die Zelle allmählich in eine Sauerstoffnot (Hypoxie) und diejenigen Zellorganellen, welche für die Sauerstoffverwertung und Energiegewinnung zuständig sind, die Mitochondrien, sterben zuerst ab, siehe S.78. Ist jedoch die Anzahl der Mitochondrien in den Zellen ausgedünnt, dann können keine geordneten Oxydationsprozesse mehr ablaufen und die Zellen müssen auf Notbetrieb umschalten, d.h. ihr Stoffwechsel fällt auf die primitive Stufe der Gärung zurück.

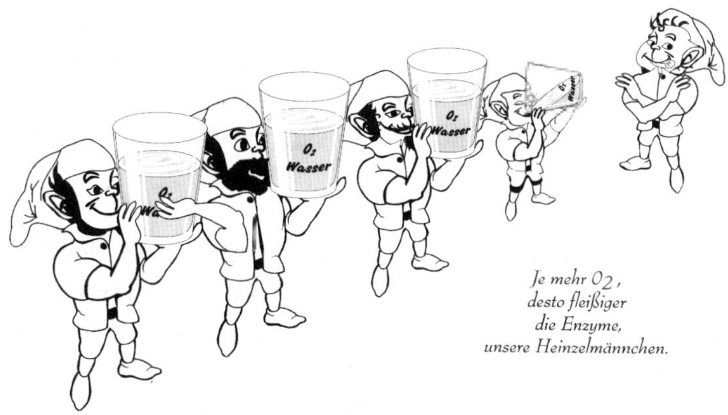

Je mehr O_2, desto fleißiger die Enzyme, unsere Heinzelmännchen.

Die Wirksamkeit des Sauerstoffs in der Krebsbehandlung

1. Der hemmende Einfluss des Sauerstoffs auf die krebsige Zellteilung

Die hochkarätigen Professoren Seeger und Schacht konnten schon 1959 an den Brustgeweben von Mäusen (geschädigte Mammaepithelien) mittels elektrochemischer Sauerstoffmessungen nachweisen, dass, wenn die Zellatmung, d.h. die Sauerstoffverwertung verringert war, die krebsige Zellteilung gleichzeitig anstieg.[35] War dagegen die Sauerstoffverwertung verbessert, so ging auch die Zellteilungsrate zurück. Aus dieser entscheidenden Beobachtung lässt sich folgern, dass die Teilungsgeschwindigkeit der Krebszellen durch ein verbessertes Sauerstoffangebot abgebremst wird. Das therapeutische Ziel muss es sein, den gestressten Zellen durch vermehrte Sauerstoffzufuhr bessere Bedingungen für ihre Regenerierung anzubieten, vorrangig durch den peroralen Sauerstoff. Auch die volle Bioverfügbarkeit der Antioxydantien (Vitamine) ist nur bei ausreichender Sauerstoffzufuhr gewährleistet, daher ist die Vorbedingung immer der Sauerstoff und das saubere Wasser!

2. Tumorgewebe mit Sauerstoff aufweichen

Durch die perorale Zufuhr kann also Sauerstoff im Tumorgewebe angereichert werden. Dass hochangereichertes Sauerstoffwasser auch ein probates Krebsmittel ist konnten z.B. Thomlinson und Gray zeigen, nachdem mit Sauerstoff angereicherte Randbezirke von Bronchialtumoren ab einem gewissen Sättigungsgrad abzusterben begannen. Gatenby et al entdeckten, dass zur Abtötung von Tumorgewebe in der Kopf- Halsregion weniger Strahlendosis nötig war, je stärker der Randbereich mit Sauerstoff gesättigt war.[36] Um diesen Effekt zu erzielen, muss während der Bestrahlung Sauerstoff vorhanden sein oder zumindest während der Aktivität freier Radikaler, da während der Gewebsbestrahlung radikalische Kettenreaktion entstehen; das zeigt auch, dass eine radiologische Behandlung immer riskant ist. Für die Strahlensensibilisierung der Tumorgewebe ist eine nur geringe Sauerstoffsättigung nötig! Die Sensibilisierung von Tumorgewebe beginnt schon bei einem lokalen Sauerstoffpartialdruck zwischen 3 bis 4 mm Hg, der im mittleren Bereich zwischen Hypoxie und voller Sauerstoffsättigung liegt. Mit Trinkwasser, in dem der physikalisch gelöste Sauerstoffgehalt bei 60 mg pro Liter liegt, steigt der Sauerstoffpartialdruck im sauerstoffarmen Tumorgewebe deutlich an.

3. Schon nach fünf Minuten mehr Sauerstoff im Krebsgewebe

In der radiologischen Abteilung an der Universität in Heidelberg, konnte bei zwanzig Patienten, die wegen Krebs im Rachenraum (Pharynxkarzinom) und Metastasen im Lymphsystem des Mundbodens bestrahlt wurden, nachdem sie 0,3 Liter Sauerstoffwasser eingenommen hatten, schon *fünf Minuten später* ein erhöhter Sauerstoffpartialdruck im Mundbereich gemessen werden. In weiteren

Untersuchungen wurde festgestellt, dass das Tumorgewebe ebenfalls mehr Sauerstoff enthielt (Tumoroxygenierung) und die Tumore auf die Strahlentherapie wesentlich empfindlicher reagierten. Die Strahlendosis konnte gesenkt und damit gesundes Gewebe geschont werden (Eble, M.J.[37]).

Therapeutische Möglichkeiten

Auf Grund dieser Tatsachen wird in der Krebstherapie der reine medizinische Sauerstoff medikamentös als flankierende Maßnahme eingesetzt. Auch stellte sich heraus, wenn Krebszellen mehr Sauerstoff erhalten, sprechen sie auf andere Therapien wesentlich besser an, auch auf programmierte Autovakzine-Behandlung oder auf alternative Mistel- und Homotoxin-Applikationen (Dr. med. U. Kübler, 1999 [38]). In einigen Fällen konnten durch erhöhte Sauerstoffgaben Krebszellen wieder zu ihrem normalen Zellstoffwechsel zurückfinden, was die Schulmedizin lange Zeit für unwahrscheinlich hielt, siehe auch Fallbeispiel S.67. Im Rahmen einer Krebstherapie z.B. beim Lebertumor, könnte die Vorbehandlung mit oxygeniertem Trinkwasser, die Effektivität der Chemotherapie oder alternativer Heilverfahren wesentlich steigern, d.h. einerseits ließe sich die Dosis verringern, weil der Tumor durch den Sauerstoff empfindlicher reagiert, andererseits würden die schonenderen Naturheilverfahren, etwa mit krebshemmenden Phytofaktoren, besser greifen. Dies hätte für den Patienten, dem bei Lebertumor meistens eine Metastasierung droht, einen milderen Krankheitsverlauf zur Folge und er hätte mehr Überlebenschancen. Ein Zusammenhang zwischen der Krebsentstehung und dem Sauerstoffmangel gilt inzwischen als wahrscheinlich, da die Kurve der kontinuierlichen Abnahme des Sauerstoffgehaltes in der Luft, im Wasser und in den Nahrungsmitteln, in gleicher Weise mit der ansteigenden Kurve der Krebserkrankungen einhergeht. Diese Korrelation könnte man in aufschlussreichen "Krebs-Sauerstoffgrafiken" darstellen.

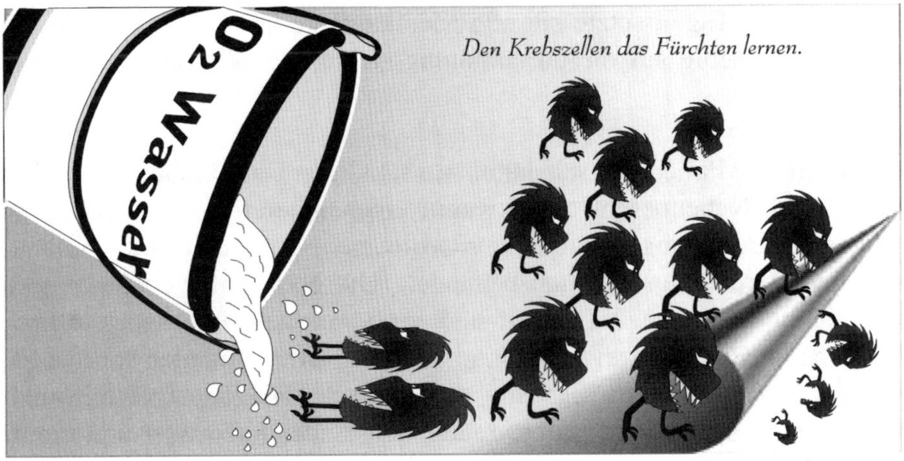

Spürbare Effekte und Berichte über die perorale Sauerstoffwirkung

Im Folgenden möchte ich einige Erfahrungsberichte vorstellen, welche die Wirksamkeit des sauerstoffangereicherten Wassers bestätigen.
Übereinstimmend berichten viele, dass als erstes die Müdigkeit und Abgeschlagenheit verschwindet. Viele fühlen sich frischer und wacher, auch jüngere Menschen. Bei allen stellt sich mehr Wohlbefinden ein und die Vitalität und physische Leistungsfähigkeit nimmt zu, ebenso die daraus resultierende schärfere Aufmerksamkeit. Die perorale Sauerstoffaufnahme verbessert messbar und eindeutig den O_2-Status, d.h. der O_2-Partialdruck steigt signifikant, und je nach freiem Hämoglobinangebot, erhöht sich die Sauerstoffsättigung im Blut und damit auch das Energiepotential.

Beispiele aus der Praxis

1. Eine 38-jährige Patientin litt seit 20 Jahren an schweren pulsierenden Kopfschmerzen mit dumpf drückenden Austrahlungsschmerzen in die Augen. Zusätzlich litt sie unter Schwindelgefühlen, Müdigkeit und Schlappheit. In ihrer Verzweiflung wandte sie sich an Prof. A. Pakdaman in der onkologischen Klinik Friedenweiler/Schwarzwald; Diagnose: Migräne, Blutunterdruck, schmerzhafte, unregelmäßige Regelbeschwerden und eine allergische Überempfindlichkeiten gegen verschiedene Metalle und Nahrungsstoffe. Die jahrelange Einnahme einer ganzen Reihe von chemischen Medikamenten brachte keine Besserung, eher eine Verschlechterung. Die Patientin wurde, da sie Allergikerin war, nur mit sauerstoffangereichertem Wasser behandelt! Sie musste täglich zweimal 0,3 Liter davon trinken. Die Wirkung war verblüffend: Die langjährigen Beschwerden wie Kopfschmerzen, Schwindelgefühle sowie die Unterleibsschmerzen verschwanden. Nach sechs Tagen setzte sie alle Medikamente ab. Prof. Pakdaman führte diesen Therapieerfolg auf die durchblutungssteigernde Wirkung des Sauerstoffwassers zurück.

2. Ein 43-jähriger Patient litt seit Jahren an ständigen Darmblähungen und durchfälligem Stuhl. Nebenbeschwerden waren unter anderem Leberdruck, Atemnot und Herzangst. Jahrelang wurde er vom örtlichen Arzt erfolglos mit entblähenden Mitteln und Verdauungsenzymen behandelt. Die Nase voll von den vielen Tabletten, suchte er meine Praxis auf und ich verordnete ihm sauerstoffangereichertes Wasser. Binnen zwei Wochen gingen die Darmblähungen spürbar zurück, der Stuhlgang normalisierte sich und vor allem die Herzangst verschwand. Der Patient, überglücklich, trinkt seither regelmäßig Sauerstoffwasser und nimmt nur noch gelegentlich Medikamente ein. Die jährliche Einsparung der Krankenkasse: rund 3.200 - DM.

3. Ein echter Krebsfall?

Eine 66-jährige depressive Patientin, klagte über Bronchitis, Husten, Atemnot, Schweißausbrüche, Schwindelgefühle und Erschöpfungszustände. Umfassende Untersuchungen in der Klinik ergaben ein faustgroßes Karzinom vorne, im rechten, oberen Lungenlappen. Die Ärzte rieten dringend zu einer Operation mit anschließender Chemo- und Strahlentherapie. Doch die Patientin lehnte jeden operativen Eingriff in eigener Verantwortung ab und entschied sich für die perorale Sauerstofftherapie. Dreimal täglich trank sie eine Stunde vor den Mahlzeiten 150 ml sauerstoffangereichertes Wasser. Die Therapie hielt sie acht Monate durch. Während dieser Zeit gingen die Beschwerden kontinuierlich zurück, die Patientin fühlte sich zunehmend psychisch und körperlich besser. Nach sieben Monaten war der objektive Befund folgender: *Nur noch geringe Verschattung im besagten Lungensegment*, d.h. der Tumor schien zerfallen und in Auflösung begriffen. Was war geschehen? Durch das vermehrte Sauerstoffangebot konnte möglicherweise die körpereigene Abwehr den Lungentumor ohne zusätzliche Chemotherapie beseitigen. Die Patientin schien den Krebs mit einer einfachen Methode überwunden zu haben. Prof. Pakdaman, der diese Methode entwickelte, wurde dafür mit dem Köhnlechner-Preis ausgezeichnet.

4. Ein 53-jähriger Verleger klagte über linksseitige Knie- und Oberschenkelschmerzen beim Treppensteigen und während der Nacht; zudem war er ständig müde und depressiv. Er suchte einen Kollegen auf, der ihm beginnende Hüftgelenksarthose diagnostizierte. Da der Patient bereits verschiedene homöopathische Mittel versucht hatte, konnte der Kollege ihn von einer neuerlichen homöopathischen Medikation nicht überzeugen und versuchte es mit Sauerstoffwasser. Schon nach zwei Tagen verschwand die chronische Müdigkeit und nach einer weiteren Woche die Schmerzen in der Hüfte. Der Patient fühlt sich seither fit und leistungsfähig und betreibt wieder Sport.

5. Eine 46-jährige Patientin erschien bei mir in der Praxis und klagte über Drehschwindel. Sie hatte ihn sich nach einem schweren Sturz von Balkon auf die steinerne Terrasse zugezogen, wobei sie einen Schädelbasisbruch erlitt. Obwohl sie mehrere Wochen im Krankenhaus mit Infusionen behandelt wurde, blieb der Drehschwindel. Der Fall lag komplizierter, da der Schädelbasisbruch noch nicht ganz verheilt war und die Patientin demzufolge auch an Schlaflosigkeit litt. Eine Durchblutungstherapie allein, war m.E. daher nicht ausreichend.
Ich begann also zunächst mit einer regenerierenden, orthomolekularen Substitutionstherapie, um den Substanzverlust auszugleichen. Die Diagnose war richtig! Der Drehschwindel und die Schlaflosigkeit besserten sich zusehends. Die Patien-

tin konnte schon bald wieder ihren Beruf nachgehen. Nach ca. zwei Jahren, erschien sie wieder in meiner Praxis und sagte, es fange jetzt wieder an: Drehschwindel, Übelkeit und Schlafstörungen. Eine orthomolekulare Substitution hielt ich zu diesem Zeitpunkt für wenig erfolgversprechend; ich ging von einer Kopfdurchblutungsstörung aus, die auf einfache Weise gebessert werden könnte: Ich verordnete ihr Sauerstoffwasser, einen Liter pro Tag. Der Patientin schmeckte das Wasser so gut, dass sie die doppelte Menge davon trank. Schon nach drei Tagen ließ die Übelkeit nach und sie konnte besser schlafen. Die Patientin meldete sich daraufhin nicht mehr. Nach 6 Wochen rief ich sie an und sie sagte mir, dass bald danach, sie wusste nicht mehr genau wann, der Drehschwindel komplett weg war und sie jetzt jeden Tag Sauerstoffwasser trinke und keinen Kaffee mehr brauche.

6. Eine 52-jährige Hausfrau, die seit Jahren Patientin bei mir ist, jedoch wegen zu weiter Entfernung nicht in die Praxis kommen konnte, klagte am Telefon über Kopfdruck und linksseitige Senkung des Augenlides. Anzumerken ist, dass sie seit eh und je an Übergewicht litt und an ständiger Müdigkeit sowie eine Unterleibsoperation hinter sich hatte, bei der ein Eierstocktumor entfernt wurde. Auf Grund noch weiterer Symptome konnte ich ziemlich sicher einen Hirntumor ausschließen und verordnete ihr Sauerstoffwasser, zwei Liter am Tag. Nach ca. einer Woche ließ der Kopfdruck merklich nach und eine Woche darauf verschwand die linksseitige Augenlidsenkung. Auf Grund dieser Wirkung war die Diagnose im Nachhinein leicht zu stellen: Sauerstoffmangel infolge Durchblutungsstörungen in den Hirnabschnitten, welche die Augenpartie steuern. Die Patientin ist seither beschwerdefrei.

7. Eine 45-jährige Buchhalterin, die ebenfalls unter ständiger Müdigkeit litt, suchte meine Praxis auf und klagte über Vergesslichkeit und mangelnde Konzentration. Diagnose: Kopfdurchblutungsstörungen infolge Blutunterdruck. Ich verordnete ihr Sauerstoffwasser, das sie sich im Heimbereiter selber aufbereiten konnte. Die Investition von 350 - DM hatte sich gelohnt, denn schon nach den ersten drei Litern verschwanden Müdigkeit und Konzentrationsschwäche. Die Leistungsfähigkeit ihres Gedächtnisses besserte sich.

8. Ein 39-jähriger Beamter, Vater von drei Kindern, suchte meine Praxis auf und klagte über fortwährende Ohrgeräusche bei Tag und bei Nacht. Das ständige Pfeifen und Zirpen brachte ihn teilweise um den Schlaf und machte aus dem einst fröhlichen und ausgeglichenen Mann einen entnervten Familienvater, der sich selbst nicht mehr kannte. Seine Frau begann sich ernsthaft Sorgen über seine psychische Gesundheit zu machen. Diagnose: *Tinnitus* infolge Durchblutungsstörungen des Innenohrs. Eine verbesserte Durchblutung und die Anhebung des O_2-Status im Mikrozirkulationsbereich könnte Besserung bringen. Ich überzeugte ihn von der Investition eines Sauerstoffwasser-Aufbereiters und verordnete ihm täglich zwei Liter zu trinken. Nach neun Tagen ließen die Ohrgeräusche etwas nach und der überreizte Familienvater konnte teilweise wieder durchschlafen. Nach weiteren 14 Tagen waren die Ohrgeräusche erheblich zurückgegangen, wenn auch nicht ganz, und seitdem stimmt auch wieder die familiäre Beziehung.

9. Klinische Studie an Krebskranken

Eine auffallende Wirkung der peroralen Sauerstoffanwendung stellte man bei Krebskranken fest. In einer Studie an der Friedenweiler Klinik erprobte Prof. A. Pakdaman das Sauerstoffwasser an 32 Krebspatienten (20 Frauen und 12 Männern) die alle verschiedene Krebsformen hatten. Das Alter der Patienten lag zwischen 34 und 78 Jahren. Alle waren in einem schlechten Allgemeinzustand. Verabreicht wurden dreimal täglich je 150 ml Sauerstoffwasser eine Stunde vor den Mahlzeiten. Während der peroralen Sauerstoffeinnahme verbesserte sich ihr Allgemeinbefinden sowie das Blutbild und der Immunstatus. Bei einigen Patienten sprachen die chemotherapeutischen und radiologischen Behandlungen sehr gut an. Offensichtlich stellte sich der gärungsorientierte Stoffwechsel der Krebszellen wieder auf das zusätzliche Sauerstoffangebot neu ein, und die zellständigen Regenerierungsmechanismen verbesserten die gestörte Atmungskette in den gestressten Zellorganellen (Mitochondrien).

10. Interview mit Dr. med. Fritz Wallner und Frau Ingrid Kain, Beschäftigungstherapeutin, in der onkologischen Klinik "Vera-Med" in Brannenburg/Nußdorf, am 3.4. 2001

Herr Dr. Wallner, sie sind Stationsarzt in der onkologischen Klinik "Vera-Med" und setzen seit gut drei Monaten Oxywellwasser auch therapeutisch ein. Was hat Sie zu dieser Entscheidung bewogen?
In erster Linie eigene Erfahrungen im Bekannten- und Verwandtenkreis, die durchwegs positiv waren.

Was war dabei die stärkste Erfahrung, die sie machten?
Es gab eigentlich keine spektakuläre Erfahrung, sondern bei allen Einsätzen war die Wirkung im Endeffekt positiv.

Das Lebensmittelrecht definiert Sauerstoffwasser als bloßes Nahrungsergänzungsmittel. Würden sie mir darin zustimmen, dass Sauerstoffwasser mehr ist als nur ein Adjuvans und auch über die rein nutritive Prävention hinausgeht?
Nun, mit der nutritiven Komponente hat das weniger zu tun. Sauerstoff ist im strengen Sinn kein Nahrungsmittel, er ist der Lebensstoff schlechthin, ohne den wir spätestens nach fünf Minuten nicht mehr leben könnten. Sauerstoffwasser ist eher ein Umstimmungsmittel und wirkt ähnlich wie Homöopathie. Durch oxyge-

niertes Wasser wird der Sauerstoff dorthin geführt, wo die tiefste Sauerstoffsenke ist z.B. im Pfortadersystem.

Also die Möglichkeit um die Zelle vor einer hypoxischen Situation (Sauerstoffnot) zu schützen?
Nun, den ganzen Organismus im Endeffekt!
Es ist eben so, dass durchs Aufnehmen in den Pfortaderkreislauf, genau dort, wo normalerweise so gut wie kein arterielles Blut ist, eine Anreicherung im Blutplasma stattfindet und das Stoffwechselfeuer in der Leber angefeuert wird, etwa so wie wenn man ins Feuer hinein bläst.

Prof. Pakdaman, der Entdecker der peroralen Sauerstofftherapie, sieht im Sauerstoffwasser eine protektive Maßnahme, um den Immunstatus im Verlauf einer radiologischen und chemotherapeutischen Krebsbehandlung zu stabilisieren. Welche Erfahrungen haben Sie damit gemacht?
Also ich persönlich habe Probleme mit immunologischen Erkrankungen, immer im Winter mit Erkältungen, Schnupfen und Husten. Seit ich Oxywellwasser trinke hat sich die Situation deutlich gebessert.
Unsere Patienten, die wir chemotherapeutisch behandeln und die Sauerstoffwasser trinken, sagen, dass sie die Medikamente besser vertragen und die Nebenwirkungen leichter verkraften. Konkrete Daten im Hinblick auf den Immunstatus habe ich noch keine vorliegen, aber die subjektiven Erfahrungen sind auf alle Fälle positiv.

Das heißt also, dass Patienten, die während solcher Behandlungen Sauerstoffwasser trinken, die chemotherapeutische Prozedur subjektiv besser überstehen als die ohne Sauerstoffwasser.
Ja.

Haben sie Patienten, die nach längerem Genuss von Oxywellwasser irgendwelche Nebenwirkungen zeigten und wenn ja, welche?
Also negative Nebenwirkungen nicht, aber was bei fast allen vorkommt, dass in den ersten zwei Wochen alle möglichen Symptome auftreten. Blähungen, vermehrter Stuhlgang, mehr Körperausdünstung, verstärkter Harndrang, Bronchitis, praktisch mehr Ausscheidungen über die Schleimhäute. Ich bewerte das wie die Erstverschlimmerung im Rahmen einer homöopathischen Behandlung, und nach aller Erfahrung sind diese Nebenwirkungen innerhalb von zwei Wochen reversibel und kommen dann nicht wieder.

Könnte man das als eine Heilreaktion bezeichnen mit einer Erstverschlimmerung, die letztendlich den Heilungsprozess beschleunigt?
Eher würde ich das als eine beschleunigte Entgiftungsreaktion bezeichnen.

Welche Anwendungsmöglichkeiten speziell in Ihrer Klinik könnten sie sich mit Sauerstoffwasser vorstellen?
Die Anwendungsmöglichkeiten würde ich nicht auf eine spezialisierte Klinik oder Fachrichtung eingrenzen, eher sehr breitgefächert, eher in der Gesundheitsprävention an sich.

Unter Anwendungsmöglichkeiten dachte ich z.B. an akute oder degenerative Erkrankungen. Wo sehen Sie hier die Schwerpunkte in der peroralen Sauerstofftherapie?
Schwerpunktmäßig eher in den chronischen Prozessen, bei den akuten fehlt mir dazu die nötige Erfahrung.

Und in der Geriatrie?
Ja, das wäre durchaus eine lohnende Perspektive. Ich habe eher mit jüngeren Patienten Erfahrung. Wahrscheinlich muss man die Älteren mehr motivieren, es kommt eben darauf an, wie stark der Leidensdruck ist. Voriges Jahr (2000) hatte meine Mutter eine ventrikuläre Hirnblutung, die ich unter anderem auch mit Oxywellwasser behandelte. Sie konnte sich bis Weihnachten psychisch und physisch gut stabilisieren und erholte sich erstaunlich schnell. Das hat mich beeindruckt.

Könnte man sagen, dass Sauerstoffwasser besonders den Kreislaufgeschädigten hilft z.B. Patienten mit Organinfarkten oder Ischämie (Unterbrechung einer Organdurchblutung)?

Ja, durchaus! Mir fällt eigentlich niemand ein, dem ich Sauerstoffwasser nicht geben kann, das triffts eigentlich besser.

Vielen Dank, Herr Dr. Wallner, das war sehr interessant.

Frau Kain, nun möchte ich noch Ihre Erfahrungen hören. Sie sind in der Vera-Med-Klinik tätig und haben mit Sauerstoffwasser auch einige Erfahrungen gemacht.
Ja, ich bin selber vor fünfzehn Jahren an Brustkrebs erkrankt und betreue seitdem Krebspatienten in einer Selbsthilfegruppe und bin als Beschäftigungstherapeutin in der Klinik tätig und bin so an den Patienten sehr nahe dran.
Kürzlich sagte eine Patientin zu mir. "Du hast meine Ehe gerettet, denn seit mein Mann Sauerstoffwasser trinkt, schläft er abends vor dem Fernseher nicht mehr ein und wir unternehmen jetzt mehr." Das hat mich sehr gefreut, weil mir klar wurde, dass Sauerstoff indirekt auch bei Beziehungsproblemen weiterhilft.
Viele sagen mir, die Haut wird schöner, wird straffer, und die Akne geht weg.

Bei mir selbst hat sich der Stuhlgang normalisiert, ich brauche keine Einläufe mehr und keine Abführmittel, und andere Patienten haben das gleiche erlebt. Ich kann auch jetzt besser sehen, meine Netzhaut wird wieder gut durchblutet. Nach dem Fitnesstraining habe ich keinen Muskelkater mehr.
Ein Patient sagte mir, dass sein Nierengrieß durch Sauerstoffwasser abgegangen sei.

Also eine richtige Nierenreinigung, ein Nierendurchspülungseffekt?
Ja, vielen Patienten fällt zuerst auf, dass sie mehr Wasser ausscheiden müssen und ihr Gewebe wieder straffer wird, dass die Ödeme verschwinden und alles besser entschlackt wird. Bei Frauen, dass die Zellulitis besser wird. Und dass nach etwas zuviel Alkoholgenuss eben kein richtiger Kater mehr kommt und auch die Zigaretten besser vertragen werden.

Praktisch kann man sich mehr Alkohol leisten und auch mehr Zigaretten. Mm, Sauerstoffwasser soll aber kein Freibrief für Genussexzesse sein!
Klar, natürlich nicht! Eine meiner Freundinnen hat durch Sauerstoffwasser jetzt mit 65 Jahren wieder die Periode bekommen, also einen richtigen Hormonschub gemacht.

So was wie Frühlingsgefühle, das wird den Partner aber freuen?
Na, ja, der wohl nicht, aber es hat sich hormonell was getan.
Eine andere Patientin, die am Zeckenbiss erkrankt ist (Borreliose), hat nach Trinken von Sauerstoffwasser keine Krämpfe mehr.
Ja, das sind so die hauptsächlichsten Erfahrungen, die mir dazu einfallen. Ach ja, dass die Insulindosis bei Diabetikern runtergeht.

Gut, das war ja sehr erschöpfend. Vielen Dank, Frau Kain, und nochmals an Sie, Herr Dr. Wallner.

11. Interview mit Herrn Manfred Kehlringer, Vorstandsmitglied der Sportgemeinschaft (SGM) Moosburg, am 11.4. 2001

Herr Kehlringer, Sie sind im Vorstand des SGM Moosburg. In Ihrem Verein gibt es auch eine Judomannschaft, die Tabellenzweiter ist in der Bundesliga Süd. Erst kürzlich hatten Sie die Idee ihre Judomannschaft mit Oxywellwasser zu versorgen. Wie ist es denn der Judomannschaft dabei ergangen?

Richtig! Am 31.3.2001 mussten wir zu einem schweren Wettkampf gegen eine hochklassige Mannschaft in Forchheim antreten. Unser Trainer rechnete sich wenig Chancen aus, weil wir gegen diese Mannschaft bislang immer verloren hatten. Erschwerend kam hinzu, dass verletzungsbedingt einige unserer besten

Wettkämpfer ausfielen. Wir mussten also mit Ersatzkämpfern anreisen, sozusagen mit der zweiten Garnitur. Da hatte ich die Idee mit dem Sauerstoffwasser.

Mm, Not macht erfinderisch.

Das kann man wohl sagen. Ich habe jeden eine halbe Stunde vor dem Wettkampf einen Viertel Liter Oxywellwasser trinken lassen.
Einer unserer Ersatzkämpfer hat in diesem Wettkampf schon nach 3 Minuten den Russen, einen Klassejudokar, auf die Matte gelegt, der 14 kg schwerer war als er. Dieser Zweikampf war für den Mannschaftssieg ausschlaggebend.

Was hat er denn danach gesagt?

Ja, dass er mehr Luft hatte und mehr Energie und auch das Gefühl, dass er die fünf Minuten viel leichter durchhält als sonst.

Also mehr Ausdauer, mehr Kraft und mehr Dynamik.

Genau!
Letzten Samstag in Ingolstadt, am 7.4.2001, haben wieder alle Oxywellwasser getrunken und wieder haben wir einen Mannschaftssieg nach Hause geholt. Für uns steht jetzt fest, dass Oxywellwasser eindeutig die sportliche Leistung verbessert und die Kampfmoral der Mannschaft stärkt.

Auch die Kampfmoral?

Freilich! Den Sportlern gibt das ein ganz anderes Siegesgefühl, wenn sie spüren, dass mehr Sauerstoff im Blut ist und sie total fit sind.

Das ist ja super. Da kann ich zu dieser tollen Idee nur gratulieren und ich denke, dass Sie demnächst nicht nur Tabellenerster werden, sondern bald auch in die erste Bundesliga aufsteigen.

Das denke ich auch, da bin ich jetzt optimistischer wie früher.

Ja, vielen Dank, Herr Kehlringer, und viel Erfolg für Sie und Ihren Sportverein.

12. Zwei Zuschriften und Erlebnisberichte von Kunden an die Fa. Oxywell, z.H. Herrn Stadermann:

Herr S. Gruhn schreibt: "Meiner Frau geht es seit sie den Sauerstoff nimmt, gesundheitlich viel besser, Müdigkeit und Abgespanntheit haben sich total verbessert. Auch ihre Blasenschwäche ist fast in Ordnung."

Herr U. Gottsleben berichtet: "Ich bin an der Multiplen Sklerose erkrankt. Ich habe u.a. typische MS-Symptome, wie schnelle Ermüdbarkeit und Zucken mit einem Auge. Ich trinke seit ca. November 1999 täglich Sauerstoffwasser; schon nach einigen Tagen verschwanden o.g. Symptome. Da auf Grund meiner Erkrankung, der Sauerstoffgehalt im Blut nicht mehr durch sportliche Aktivitäten gesteigert werden kann, (früher bin ich regelmäßig gejoggt) ist das Trinken von Sauerstoffwasser eine sehr gute Therapie. Ich empfehle einigen Bekannten, die ich in einer MS-Klinik kennengelernt habe, ebenfalls Sauerstoffwasser zu trinken. Vor allem wird es m.E. besonders den Leuten gut tun, die Rollstuhlfahrer sind. Denn hier kommt die körperliche Bewegung verständlicherweise zu kurz. Mir bekommt das Trinken von Sauerstoffwasser sehr gut, ich fühle mich insgesamt wohler und leistungsfähiger. Ich werde weiter regelmäßig Sauerstoffwasser trinken. Sobald ich wieder jogge, melde ich mich umgehend."

13. Nach einer durchgeführten Marketing-Auswertung, bei ca. 800 Produktkunden, kam die Fa. Oxywell zu folgenden Ergebnissen:

a) Mit dem Kauf des Gerätes und den damit verbundenen, gesundheitsfördernden Auswirkungen, waren ca. 75% der Kunden sehr zufrieden.
b) Die am häufigst genannten positiven Wirkungen waren:
- Steigerung von Fitness
- Besserung des Blutbildes
- Konzentrationssteigerung
- Verbesserte Atmung

c) Eine Auswertung von 17 Rücklaufkarten, mit 51 speziell auf Organe bezogene Beschwerden, ergab folgendes Ergebnis:

- Besserung von Blähungen	7
- Wirbelsäulenbeschwerden	6
- Gelenkbeschwerden	5
- Sodbrennen	4
- Gallebeschwerden	4
- Krampfadern und Venenschwäche	4
- Kopfschmerzen	3
- Lymphstauungen	3
- Blasenschwäche	3

14. Nachhaltigere Wirkung von Naturheilmitteln

Mehrere Heilpraktiker berichten übereinstimmend, dass auch die verabreichten Naturheilmittel schneller und nachhaltiger wirken, wenn die Patienten gleichzeitig Sauerstoffwasser trinken. Besonders auffällig war dieser Effekt bei Patienten, die an Erkrankungen der Atemwege und an Kreislaufstörungen litten. In einer Tinnitusfeldstudie, die im Doppelblindverfahren durchgeführt wurde, siehe im Anhang, scheint die Akupunktur in Kombination mit sauerstoffangereichertem Wasser erheblich wirksamer zu sein. Das zeigt, dass alle Verfahren, welche die Selbstheilungskräfte anregen, um so effektiver sind, wenn die Patienten gleichzeitig oxygeniertes Wasser trinken.

15. Schnellere Laufzeiten bei Leistungssportler

Eine randomisierte Doppelblindstudie im August 1997 an der Texan Woman's University in Dentan (USA) belegt, dass die Einnahme von sauerstoffangereichertem Wasser die Leistung bei Langstreckenläufern verbessert. An der Studie beteiligten sich 25 Personen, davon 20 männliche und 5 weibliche Athleten. Mittelgute Leistungssportler liefen schnellere Zeiten, durchschnittlich um 15 Sekunden auf 5.000 Meter. Die hochtrainierten Läufer konnten die Laufzeiten um 31 Sekunden verkürzen, siehe auch im Anhang.

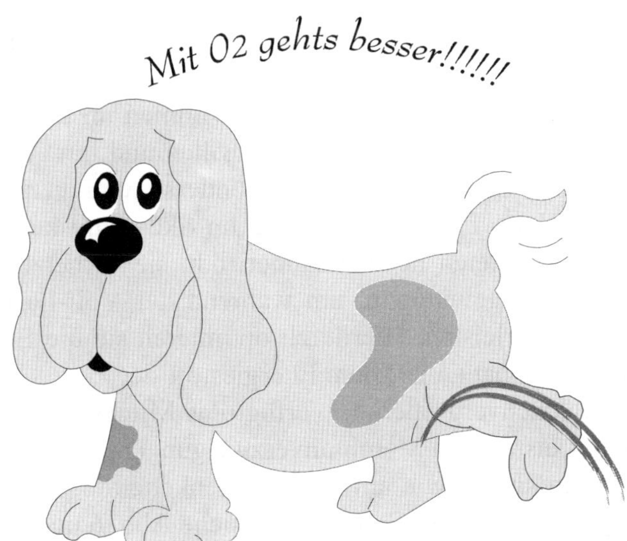

4. Teil

Biochemisches

Der Sauerstoff in der Zelle

1. Die Sauerstoffwirkung in der Zelle

Sauerstoffmangel, die sogenannte Hypoxie, ist die Hauptgefahr und ein grundlegendes Problem für die Zelle. Ist der Sauerstoff nur unzureichend verfügbar, so werden als erstes die biologischen und bioenergetischen Funktionen der Zelle gestört und schlimmstenfalls wird die Zellstruktur geschädigt. Das gleiche gilt für den Wassermangel, auch er ist von vitaler Bedeutung, siehe auch S.112.

Die Mitochondrien, Kraftwerke in der Zelle

Weniger bekannt als der Zellkern sind die im Zytoplasma befindlichen Mitochondrien, sie sind Ort und Zentrum der Energiegewinnung. Das Mitochondrium ist eine fast autonome Zellorganelle, die auch außerhalb der Zelle existenzfähig ist. Stammesgeschichtlich gehen die Mitochondrien wahrscheinlich auf intrazelluläre Bakterien zurück, die ursprünglich mit der Zelle in Symbiose lebten. Mitochondrien sind außerdem in der Lage, bestimmte Eiweiße zu synthetisieren (S.Silbernagel, A.Despopoulos, 1972 [39]). Manche Zellforscher bezeichnen die Mitochondrien als *Zellen in der Zelle,* da sie die Energieversorgung der Zelle autonom steuern und selbst die DNS von ihrer Versorgung abhängig ist. Mitochondrien sehen unter dem Elektronenmikroskop aus wie kleine Bohnen. Sie sind im Zell-Leib nicht fest verankert, sondern schwimmen im Zytoplasma. Eine Leberzelle kann bis zu 5.000 Mitochondrien enthalten und ihr Volumenanteil kann bis zu 27% der Zellmasse ausmachen. In besonders viel Sauerstoff verbrauchenden Geweben, z.B. Herz, Leber, Nieren und im Skelettmuskel, sitzen die Mitochondrien in dichten Paketen nebeneinander, d.h. sie vernetzen die Sauerstoffverwertung und Energiegewinnung, um während der Voll-Lastzeiten den Spitzenverbrauch zu gewährleisten. Hierdurch optimieren sie die Energiegewinnung aus Adenosin-Tri-Phosphat (ATP) dem Energiestoff der Zelle.

Zur inneren Oberflächenvergrößerung verfügt das Mitochondrium über viele Inneneinstülpungen, Leisten und Membranverzweigungen, auf und zwischen denen die Enzymgarnituren sitzen, wie auf einer Perlenkette aufgereiht, die den Energiegewinnungszyklus ständig in Gang halten, siehe Abb. 6 und 7, S.77.

Ein einziger Enzymkomplex kann mehr als 10.000 Substratmoleküle pro Sekunde umsetzen, ohne sich selbst zu verändern, was die Aktivität in einem Mitochondrium erahnen lässt. Dagegen ist ein Bienenstock ein müder Haufen.

Das energiespeichernde ATP wird mit Hilfe von Sauerstoff immer wieder erneuert, ähnlich wie kleine Elektrizitätskraftwerke, die Strom über Wasser- oder Windkraft erzeugen können.
Ohne die Energiegewinnung in den Mitochondrien könnten die Zellen keine körpereigenen Aminosäuren in den Ribosomen aufbauen und wären nicht teilungsfähig. Die Energie wird in Form energiereicher Phosphatverbindungen, Adenosintriphosphat (ATP) und Adenosindiphosphat (ADP), bereitgestellt. Diese chemoenergetischen Verbindungen gewinnt der Organismus, bei Anwesenheit von Sauerstoff (aerob), aus Zucker und Kohlenhydraten. Wenn zu wenig Sauerstoff verfügbar ist, baut der Organismus auch unter sauerstoffarmen Bedingungen (anaerob) aus Zucker die gleichen energiereichen Phosphatverbindungen auf. Doch dieser Gewinnungsprozess ist nur eine Notlösung, er ist unökonomisch zumal weit weniger ATP gewonnen wird: gerade zwei ATP aus einem Zuckermolekül, das entspricht 5,6 % der aeroben Produktion im Citronensäurezyklus und in der nachfolgenden Atmungskette. Das Gefährliche dabei ist, dass zuviel Milchsäure anfällt, welche die Zelle vergiftet. Die anaerobe Energiegewinnung ist zudem höchst unwirtschaftlich und reicht nicht aus, um die vielfältigen Funktionen der Zelle auf Dauer zu gewährleisten. Ein Beispiel dafür ist der Muskel. Bei hoher Belastung baut er das gespeicherte Glykogen anaerob ab und erzeugt dabei Milchsäure in Form von Laktat. Wir können das spüren, wenn uns ein akuter Muskelkrampf zum Aufhören zwingt und wenn wir anschließend einen Muskelkater bekommen.

Ein Schnitt durch das Mitochondrium

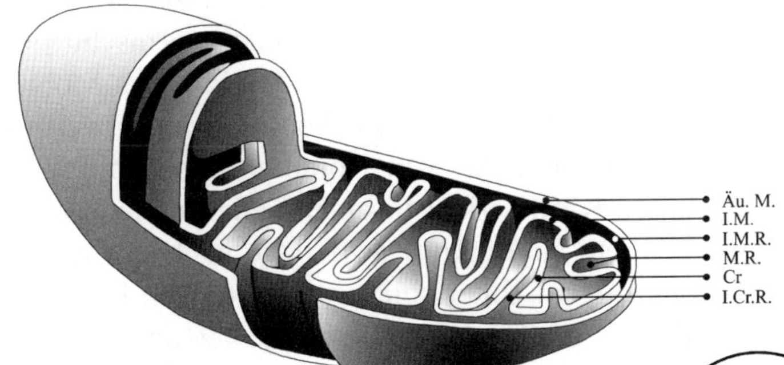

Äu.M.= Äusseres Membran
I.M. = Inneres Membran
I.M.R.= Zwischenraum
Cr. = Leisten
I.Cr.R.= Buchten
M.R. = Matrixraum

Abb.6

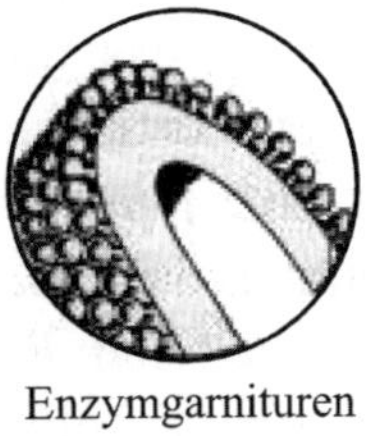

Enzymgarnituren

Abb.7

Stressbelastungen der Mitochondrien

Mitochondrien reagieren, wie schon gesagt, sehr empfindlich auf Sauerstoffmangel, aber auch auf Nahrungs- und Umweltgifte. Sie reagieren auch auf Ultraschall, Radarwellen und auf den Einfluss von niederfrequentem Elektrosmog, z.B. die digital gepulsten Frequenzen mit bis zu 1,8 Giga-Hertz, wie sie neuerdings der UMTS-Mobilfunk einsetzt. Kinder, deren Biosystem damit noch nicht umgehen kann, können in der Nähe von Sendeanlagen ernste Probleme bekommen (Alice-im-Wunderland-Syndrom). Die Zellforschung und Toxikologie konzentrierte sich in den letzten Jahren mehr auf die Schädigungsmöglichkeiten der im Zellkern befindlichen DNS und RNS und übersah dabei, dass die Mitochondrien als Zellorganellen beinahe ebenso wichtig sind. Ihre Halblebenszeit beträgt etwa 8-14 Tage. Einige Untersuchungen zeigten, dass diese Lebensspanne nach einer längeren Bombardierung mit Ultraschall auf wenige Stunden zusammenschrumpft. Dabei tritt die organische Flüssigkeit aus und macht die Mitochondrien funktionsuntüchtig. In der Schwangerschaft wird das Wachstum der Föten mit Ultraschall kontrolliert! Andere Untersuchungen von P. Gowodan und Mitarb. haben gezeigt, dass, wenn der Sauerstoffgehalt der Umgebungsluft unter 30% sinkt, ein Teil der Mitochondrien zerfällt, wobei sich winzige Blasen und Löcher im Mitochondrium bilden.[40] Der weltweite Rückgang des Sauerstoffgehaltes in der Atmosphäre, vor allem in den Ballungsgebieten um einige Prozent, begünstigt solche Degenerationserscheinungen. Diese Zersetzung kommt wahrscheinlich durch das vermehrte Auftreten von Radikalen zustande, die immer dann zuschlagen, wenn Kohlendioxydanhäufungen die mitochondriale Sauerstoffverwertung beeinträchtigen.

Sauerstoffabhängige Zellen, z.B. die großen Neuronen im zentralen Nervensystem, können bis zu 6.000 Mitochondrien pro Zelle enthalten; eine mitochondriale Schädigung durch gepulste Frequenzen ist nicht auszuschließen, obgleich ein gesicherter Nachweis bisher nicht erbracht ist. Wer viel im Mobilnetz telefoniert oder damit im Internet surft, setzt sich solchen Frequenzen vermehrt aus und sollte sich überlegen, ob er diese Art von Kommunikation nicht einschränken könnte. Von 6.000 kleinen Kraftwerken in einer Zelle werden natürlich immer nur einige oder auch mehrere außer Kraft gesetzt, je nachdem wie tief die Frequenzen ins Gewebe eindringen. Unter solchen Belastungen kann die oxydative Energiebilanz der Zelle ins Defizit geraten, die dabei anfallende Milchsäure „vergiftet" auch das umliegende Bindegewebe, in dem die Zellen eingebettet sind. Wird ein kritischer Säurewert erreicht (pH-Wert), können die mitochondrialen Enzyme ihre Arbeit nicht mehr optimal erfüllen und die Zelle muss zu Notmaßnahmen greifen, um dem Tod zu entgehen. Die DNS im Zellkern veranlasst als verzweifelten Regenerationsversuch eine vorzeitige Teilung, womit auch eine beschleunigte Zellwucherung einsetzt. Bei der beschleunigten Teilung werden zugleich noch intakte Mitochondrien ins Blut ausgestoßen, um dort, wo das

Sauerstoffangebot entsprechend hoch ist, z.B. einer neuen Wirtszelle ihre Dienste anzubieten.

Lichtoptische Phänomene

Gibt es einen Exodus der Mitochondrien?
Möglicherweise können Mitochondrien in hypoxischen Geweben die Zelle durch amöbenartige Eigenbewegungen verlassen und in die Blutbahn auswandern (Migration), worauf Phänomene im Nativausstrich des Blutes hindeuten. Gerade noch im Randbereich lichtoptischer Darstellbarkeit lassen sie sich als „virusale Formen" von etwa ein Tausendstel Millimeter Größe erkennen (M.D. Kuno, 1998 [41]). Wenn auch ihre Formen variieren, so ähneln sie strukturell den Mitochondrien, sie sind erheblich kleiner als die roten Blutkörperchen und zeigen z.T. trudelnde Eigenbewegung. Wären dies größere Viren, Mikroben, Pilze oder sonstige antigene Gebilde, oder funktionslose, ausgemusterte Zelltrümmer, so hätte die zelluläre Abwehr sie längst ausgemacht und vernichtet. Mit dem Phasenkontrastmikroskopie sind diese virusähnlichen Gebilde bisher zwar nicht eindeutig identifiziert, doch es ist zu fragen, weshalb duldet sie die körpereigene Immunabwehr? Möglicherweise sind sie körpereigene Zellbestandteile, die in den Zellen nicht mehr gebraucht werden. Sie treten wahrscheinlich aus solchen Zellen aus, die einem chronischen Sauerstoff- und Wassermangel ausgesetzt waren, da sie dort vorübergehend oder für immer überflüssig geworden sind. Die virusalen Gebilde könnten also Mitochondrien sein, die noch intakt sind, weil sie auch eine relativ lange Lebensdauer haben, doch wegen einer generellen Mangelsituation scheinen sie fähig, die Zelle in einer Art Selbstrettungsaktion autonom zu verlassen.
Biologisch-teleologisch gesehen, könnte man unterstellen, dass sie als Energiekraftwerke zu wertvoll sind und nicht zerstört werden dürfen, da sie vielleicht in anderen Zellen Energiedefizite ausgleichen könnten. Sie verlassen als noch intakte Zellorganellen die sterbende Zelle und überleben sie samt der DNS. Je zahlreicher ihr Exodus im Blut zu beobachten ist, auf desto mehr hypoxische Zellen kann man schließen. Dies wäre nicht nur ein im Blut zu erkennender lichtoptischer Parameter für Sauerstoffmangel im Gewebe, sondern auch ein sichtbares Alarmsignal für eine latente Krebsgefahr, da hypoxische Gewebe auch maligne entarten können. Dieser Zusammenhang müsste wissenschaftlich verifiziert, d.h. beweisbar sein. Die Abnahme des Sauerstoffes in den verschiedenen Geweben und die zunehmende Konzentration von ins Blut ausgetretenen Mitochondrien erscheint aus physiologischen Erwägungen sehr plausibel. Diese korrelative Wechselwirkung könnte helfen aufzuzeigen, wie stark ein hypoxischer Zellstress bereits ausgeprägt ist und bei welcher Konzentration (Anzahl der Mitochondrien im Blutplasma) eine kritische Krebsdisposition erreicht ist.

Die Wirkung des Sauerstoffs auf die Blutqualität

Unter normalen, ausreichenden Sauerstoffbedingungen zeigt das gesunde Blut bei 2000-facher Vergrößerung eine harmonische Verteilung der roten und weißen Blutkörperchen. Auch das zelluläre Erscheinungsbild vor allem der roten Blutkörperchen ist regelrecht. Die zentralen Dellen erscheinen gut gefüllt, die kreisförmigen Umrandungen glatt konturiert und es finden sich kaum Deformierungen (Stechapfelformen, Randblasen, Ausfransungen, Geldrollenphänomen usw.). Die virusalen Formen kommen jedoch auch im gesunden Blut vor, wenn auch stark reduziert. Vielleicht als eine Art stille mitochondriale Reserve? Wenn es tatsächlich intakte Mitochondrien sind, dann könnten sie möglicherweise im reduzierten Funktionszustand (mit verlängerter Halblebenszeit) in Warteposition stehen, um bei besseren Sauerstoffbedingungen in hypoxische Zellen einzutreten und den Energieumsatz dort wieder auf das ursprüngliche Niveau zu heben. Die lichtoptischen Phänomene des Kollegen M. Kuno fand ich jedenfalls sehr spannend und aufschlussreich. Dass der innere Arzt stets eine stille mitochondriale Reserve bereit hält, zeigt, dass er sich gegen den vorübergehenden hypoxischen Zellstress zu helfen weiß und dagegen sehr intelligent vorbeugt. Da mir die technischen Möglichkeiten für solche Untersuchungen fehlen, kann ich keine schlüssigen Aussagen darüber machen, wie sich emigrierte Mitochondrien verhalten, wenn sie durch perorale Sauerstoffaufnahme bessere Bedingungen vorfinden. Dennoch wage ich hierzu einige Prognosen:

1. Je mehr Mitochondrien im Blut, desto akuter die Hypoxie oder desto größer der zelluläre Sauerstoffstress.
2. Die Mitochondrien würden unter peroralen Sauerstoffgaben wahrscheinlich schneller aus dem Blut verschwinden, indem sie zu ihren Stammzellen zurückkehren, um das vermehrte Sauerstoffangebot erneut für die Energiegewinnung zu nutzen.
3. Wenn die Mitochondrien relativ schnell aus dem Blut verschwinden, dann dürfte der hypoxische Zellstress geringer sein; insofern könnten hier untere und obere Referenzbereiche (Zeitfaktor, Kinetik) prognostische Hinweise auf eine mögliche Krebssituation anzeigen.
4. Das zelluläre Erscheinungsbild und die Verteilung der roten Blutkörperchen im nativen Blutausstrich scheint offenbar vom konstanten Sauerstoffspiegel im Blut abhängig zu sein. Je mehr Sauerstoff, desto regelrechter und normaler, je weniger Sauerstoff, desto unregelmäßiger die Verteilung und desto abnormer die zellulären Formen (morphologischer Referenzwert).
5. Als ziemlich wahrscheinlich kann man annehmen, dass je mehr Sauerstoff im Blut und ausreichend Wasser gegeben ist, desto mehr läßt sich die Energiegewinnung auch in solchen Zellen wieder anregen, die infolge marginaler Hypoxie einen Teil ihrer mitochochdrialen Energiegewinnung verloren haben.

Zusammenfassung

Wenn wir davon ausgehen, dass die virusalen Gebilde vagabundierende Mitochondrien sind, so können wir jetzt zusammenfassen:

Das vermehrte perorale Sauerstoffangebot bewirkt eine kräftige Anregung auf das Blut, was von den vagabundierenden Mitochondrien sofort registriert wird. In den Gewebsabschnitten, wo der perorale Sauerstoff die marginale Hypoxie beendet z.B. im Darmblut, müssten die Mitochondrien am schnellsten reagieren. Je rascher also ihr Verschwinden aus dem Blut, desto mehr sind in die Zellen eingewandert, um die erforderliche Energiegewinnung wieder herzustellen. Zwischen den Mitochondrien und den verlassenen Zellen scheint ein intensiver Kommunikationsaustausch zu existieren, der signalisiert, unter welchen Bedingungen eine Rückkehr in die "Stammzelle" sinnvoll erscheint (wahrscheinlich über Biophotonensignale). Gut möglich, dass die Mitochondrien auch austauschbar sind und in die nächstgelegene Defizitzelle schlüpfen, was mir plausibler erscheint. Die Mitochondrien scheinen über ähnliche Fähigkeiten zu verfügen wie die Abwehrzellen, da sie jederzeit die Zellmembranen passieren und sich selbstständig bewegen können. Wie dieser Mechanismus genau funktioniert, bleibt einem künftigen Forschungsauftrag vorbehalten.

Therapeutische Überlegungen

Um die mitochondriale Ausdünnung in den Zellen auszugleichen bzw. die Mitochondrien zu stimulieren in die Stammzellen oder nächstgelegenen Zellen zurückzukehren, scheint mir die perorale Sauerstoffsubstitution am besten geeignet. Mitochondrien sind ziemlich robust und reagieren auf Sauerstoffmangel sehr flexibel. Bis zu einem gewissen Grad können sie bei vermehrtem peroralen Sauerstoffangebot in hypoxische Zellen einwandern und so die Atmungskette wieder regenerieren. Am Dogma vom irreversiblen Schaden durch Sauerstoffmangel kann ich unter diesen Gesichtspunkten nicht mehr festhalten. Erinnern wir uns nochmals: Mitochondrien, die Energiekraftwerke der Zelle, sind die wichtigsten Zellorganellen. Ohne sie läuft nichts. Jedes Mitochondrium ist dem Organismus wichtig und muss solange wie möglich erhalten bleiben. Die relativ lange Lebensdauer von bis zu 14 Tagen ist ein Indiz für ihren hohen funktionellen Wert, deshalb bleiben sie bei ihrem Exodus verschont. Irgendwie scheint die Intelligenz des Organismus (der innere Arzt) zu hoffen oder zu wissen, dass sie wieder zu den auf Sparflamme eingestellten (hypoxischen) Zellen zurückkehren. Sie scheinen also in Warteposition, bereit für ihren Feuerwehreinsatz; Ist das nicht ein Wunder?

2. Die biomolekulare Energiegewinnung mit Sauerstoff

Einleitung

Keine Sorge, ich habe nicht vor, Sie mit monströser Biochemie zu verwirren, sondern möchte Ihnen mit einer einfachen Darstellung die Rolle des Sauerstoffs und des Wasserstoffes in der Zelle etwas verständlicher machen, damit Sie die Zusammenhänge zwischen beiden und der chemischen Energiegewinnung besser verstehen. Ich selbst bin auch kein Biochemiker und war in diesem Fach eher mittelmäßig. Heute finde ich die Biochemie interessanter und wie in allem kommt es nur darauf an, das Grundprinzip zu verstehen. Der gesunde Menschenverstand genügt dann, auch ohne Fachwissen. Einst schrieb unser "Fernsehoberlehrer" Hoimar von Ditfurth ein Buch mit dem Titel: *"Am Anfang war der Wasserstoff"*. Ob das wirklich so ist, wollen wir hier nicht diskutieren. Doch etwas ist schon dran, nämlich die Tatsache, dass der Wasserstoff bei fast allen chemischen Reaktionen des Bios beteiligt ist. Er ist ein idealer Reaktionspartner, da er sein Elcktron und sich selbst mit allen Molekülen gerne teilt. In der Einführung habe ich in höherem Sinne dies schon zum Ausdruck gebracht: *"Vor allem die Fähigkeit Elektronen mit anderen zu teilen ist die Grundlage für chemische Bindungen"* und der Wasserstoff mit seinem einsamen Elektron kann am besten teilen; er lässt sich mit jedem Element ein, muss es aber nicht, doch der Sauerstoff, der ständig mit einem ungesättigten Spin nach Ladungsausgleich sucht, der muss es. Bei allen chemischen Reaktionen sind immer die Photonen das Zünglein an der Waage. Ihr Energiequantum, das auch eine spezifische Information enthält, trifft z.B. ein Elektron in einem bestimmten Molekül (Donator), regt es etwas an und schon saust es mit photonischer Information beladen zum nächsten Molekül (Akzeptor) und gibt die Information oder Energie dort ab. Dabei kommt es ständig zu atomaren Ionisationen, d.h. beim Elektronenaustausch werden die Atome und Moleküle entweder + oder - geladen. Plus wenn das Atom ein Elektron verliert, minus wenn es überschüssige Elektronen hat. Ein Wasserstoffatom, das sein Elektron abgibt, wird z.B. ein positiv geladenes Wasserstoff-Proton. Eine überragende Rolle spielen dabei die Enzyme, die wegen ihrer Substratspezifität auf Biomoleküle trennend bzw. spaltend, zusammenführend oder übertragend einwirken z.B. Oxyreduktasen (Peroxydase, Cytochrom-Oxydase oder Katalase) welche in der Atmungskette u.a. die Elektronen des radikalischen Wasserstoffperoxyd an sich binden um es als H_2O (Wasser) auszuscheiden. Bei diesen komplexen, enzymatischen Vorgängen tauschen sich unzählige Protonen und Elektronen aus und werden transferiert. Die benötigte Photonenenergie wie auch die zu ersetzenden Moleküle und Substanzen holt sich der Körper aus der Nahrung, dem Wasser, der Sonne und der Luft und nicht zuletzt aus seinem Willen zum Leben und dem Wunsch, nach einer einmaligen Aufgabe auf diesem Planeten.

Der Grundvorgang sauerstoffabhängiger Energiegewinnung (vereinfacht)
Beim Abbau von Zucker entsteht das Molekül Brenztraubensäure, das sich mit einem bestimmten Stoff verbindet und in einen Kreisprozess eintritt, in dem es in sieben Reaktionsschritten wieder zum Eingangsprodukt, der Oxalsäure, abgebaut wird. Die über die Coenzyme ausgetauschten Wasserstoffionen werden hauptsächlich zur Energietransformierung genutzt. Diesen energieliefernden Zyklus nennt man den Citronensäurezyklus und das ihm angeschlossene Elektronentransportsystem die Atmungskette. Die Muskelzelle gewinnt z.B. aus einem Zuckermolekül (Glucose) 36 energiereiche Phosphatverbindungen (ATP-Moleküle, Adenosintriphosphat), wobei als Abbaustoffe Kohlendioxyd und Wasser anfällt. Der ganze Prozess findet in den Membranen der Mitochondrien statt, siehe nachfolgende Abb.8

Die Energiegewinnung in der Muskelzelle (stark vereinfacht)

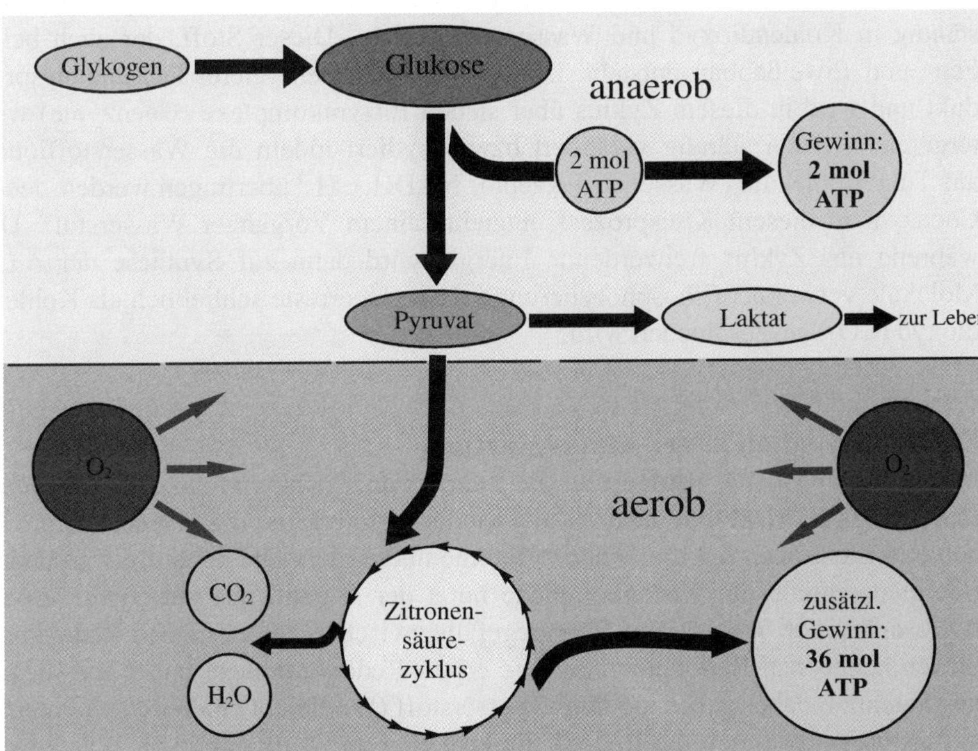

Abb. 8

Sehr vereinfacht stelle ich hier die Energieausbeute sowohl im Citronensäurezyklus als auch in der Atmungskette vor.

1. Die Energieausbeute im Citronensäurezyklus

Der Citronensäurezyklus dient zum Endabbau sämtlicher Stoffwechselprodukte und damit zum Energiegewinn, allerdings nur in Verbindung mit der Atmungskette, die den Wasserstoff mit Sauerstoff wieder vereinigt.
Zudem ist der Citronensäurezyklus die Drehscheibe des Stoffwechsels. Alle Fragmente des Kohlehydrat-, Fett- und Eiweißabbaues gehen in ihm ein. In ihm wird auch Zucker (Glucose), Fettsäuren und wichtige Bestandteile der Eiweiße und Enzyme z.B. das Häm, neu aufgebaut. Die energetische Ausbeute beim Citronensäurezyklus beträgt 9 ATP. Zusammen mit der Atmungskette, entstehen 12 Moleküle ATP, aus einem Molekül der aktivierten Essigsäure.[42] Wesentlich effektiver ist der Gewinn in der Muskelzelle, da sie den höchsten Energiebedarf hat. Sie gewinnt aus einem Zuckermolekül 36 ATP, das entspricht einem Wirkungsgrad von 50%, der den der heutigen Technik bei weitem übertrifft. Im Citronensäurezyklus wird die aktivierte Essigsäure (Azetyl Coenzym A) vollständig in Kohlendioxyd und Wasserstoff zerlegt. Dieser Stoff, der auch beim Fett- und Eiweißabbau entsteht, ist das universale, energiereiche Eingangsprodukt und wird in diesem Zyklus über sieben Enzymkomplexe (Coenzyme) weitergereicht, dabei ständig verändert bzw. oxydiert indem die Wasserstoffionen auf Trägermoleküle (Wasserstoffakzeptor NADH + $H^{+)}$ übertragen werden. Jedes Coenzym in diesem Kreisprozess entzieht seinem Vorgänger Wasserstoff. Die während des Zyklus freiwerdende Energie wird dann zur Synthese der ATP-Moleküle verwendet (Phosphorylierung), deren Überreste schließlich als Kohlendioxyd (CO_2) ausgeschieden wird.

Die Endoxydation in der Atmungskette

In der Atmungskette werden nun die reduzierten Coenzyme aus dem Citronensäurezyklus (NADH und das $FADH_2$) wieder oxydiert und die Wasserstoffprotonen und Elektronen auf die Sauerstoffatome übertragen. Die dabei freiwerdenden Energiepotentiale der Redoxkomplexe nutzt der Organismus zur Synthese von ATP, siehe, Abb.9, S.85. Das Energiegefälle zwischen den einzelnen Redoxkomplexen nennt man Redoxpotential. Die ersten Redoxkomplexe haben ein niedriges Potential, daher geben sie ihren Wasserstoff (H+) leicht ab. Wird das Potential positiv, so tendieren die Redoxkomplexe eher zur Aufnahme von Wasserstoffionen und Elektronen. Im Endabschnitt des Energiegefälles geht es nur noch darum, die Elektronen und den Wasserstoff auf den molekularen Sauerstoff zu übertragen. Wenn daher das Energiegefälle zwischen den einzelnen Redoxkomplexen gestört ist z.B. durch eine toxische oder andere degenerierende Einwirkung (Sauerstoffmangel) dann stimmt die Reihenfolge der Reaktionsschritte nicht mehr und die Energiegewinnung gerät, wie beim Krebsgeschehen, in ein Defizit. Je größer daher die Differenz der +/- Ladung zwischen zwei Redoxkomplexen, desto stärker ist das Energiegefälle und desto regelrechter der Austausch von Atome und Elektronen. Zwischen diesem Gefälle und der freigesetzten Energie besteht somit ein direkter Zusammenhang und dieser lässt sich im Redoxpotential darstellen. Das Redoxpotential bestimmt daher die Reihenfolge der Coenzyme in einer Reaktionskette. Karlson und Co-Autoren vergleichen das System der Atmungskette mit einem Wasserlauf mit Staustufen und Gefällestrecken. "Während die Stauseen Gebiete gleichen Potentials darstellen, treiben die Gefälle die Turbinen eines Kraftwerks an. Ganz analog ist bei der Atmungskette die große freie Energie auf direkte Redoxreaktionen kleinerer Energie verteilt." [43] In Abb.10, S.87 sehen Sie vier Kreise und zwei halbe, die ineinander übergehen. Die Pfeilrichtung nach links zeigt die Oxydation an, d.h. Abgabe von Wasserstoff, und die nach rechts, die Reduktion, d.h. die Aufnahme von Protonen und Elektronen. Rechts außen sehen Sie die Skala des Redoxpotentials. Etwa bei FMN (Flavinmononucleotid), das durch ein Wasserstoffion reduziert wird (FMN H_2), erreicht das Redoxpotential Null und geht in die positive Phase über. Diese beginnt, wenn das Chinon zum Hydrochinon reduziert wird. An das Hydrochinon schließt sich die Gruppe der Cytochrome b und a an (Cytochrom-Oxydase). Es kommt hier zum *Phasenwechsel* von der Wasserstoffabgabe zur Elektronenübertragung auf den molekularen Sauerstoff. Insgesamt entstehen dabei drei ATP-Moleküle. Eines bei der Wasserstoffübertragung auf das Flavonprotein, ein ATP bei der Elektronenübertragung im Cytochrom b und ein ATP beim Elektronenübergang auf den Sauerstoff im Cytochrom a.

Reaktionsräume im Mitochondrium

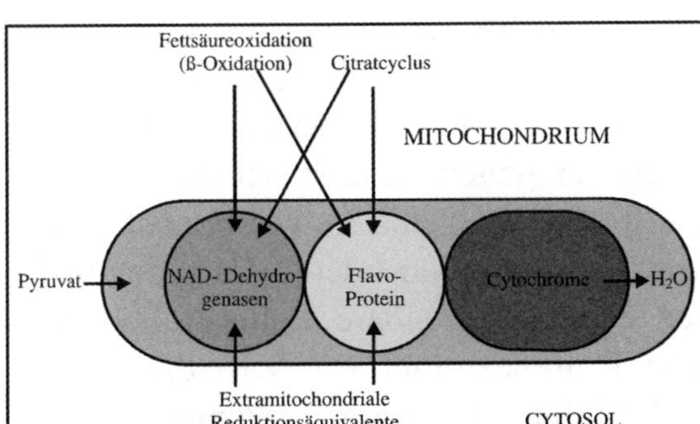

Abb.9

Im Mitochondrium läuft die Oxydation zu Wasser und Kohlendioxyd im Wesentlichen in drei Phasen ab. 1. Dehydrogenasen koppeln Wasserstoff ab. 2. Die Flavoproteine, die sog. gelben Enzyme, übertragen Wasserstoff. 3. Die Cytochrome übertragen Elektronen auf den Sauerstoff.

Die Entstehung der Sauerstoffradikale in der Atmungskette

Nimmt das Ubichinon ein Elektron auf, so entsteht nicht Hydrochinon, sondern das Semichinonradikal. Letzeres kann dabei durch Autooxydation in das Chinon zurückspringen, worauf das ganze von vorne beginnt. Dabei können neue Sauerstoffradikale entstehen (Morrison and Boyd 1986 [44]). Am Übergang vom Ubichinon zum Hydrochinon kann als Zwischenstufe ein flavingebundener Peroxyd-Rest (HOO^-) entstehen, aus dem das toxische Peroxylradikal ($HO_2^{\bullet}$) oder das Superanionradikal entsteht. Hier kann das Redoxsystem der Atmungskette am ehesten aus dem Gleichgewicht kippen. Die reaktiven Sauerstoffspezies werden stufenweise in Hydroperoxyd oder Wasserstoffperoxyd (H_2O_2) entschärft, um sie letztlich über die Katalase in Wasser ausscheidungsfähig zu machen. Das ist die wichtigste Aufgabe in der Endoxydation. In Abb.10 sehen Sie eine Übersichtstafel über die Vorgänge in der Atmungskette. Wo genau die Radikale entstehen ist noch nicht bis ins Detail erforscht. Doch die Reihenfolge, aus der das scharfe Hydroxylradikal entsteht, ist bekannt. Die Enzymsysteme der Superoxyd-Dismutasen (SOD), Glutathionperoxydase (GPO), Katalase und über exogene Scavenger z.B. die pflanzlichen Polyphenole, bauen die Radikalen physiologisch in einer Stufenfolge ab, siehe auch S.106.

Wie bereits besprochen könnte sich am Ubichonpool entscheiden, ob und inwieweit Radikale entstehen. Im Vergleich mit anderen Komponenten der Atmungskette hat Ubichinon etwa einen 15-fachen Überschuss. Wahrscheinlich hat es die Funktion eines Redoxpuffers und er scheint Ungleichgewichte in der Protonen- und Elektronenübertragung auszugleichen.[45] Dieses als "Herzwunder" apostrophierte Coenzym, das seit geraumer Zeit als Vitamin Q10 pharmakologisch zur Verfügung steht, kann durch Überdosierung auch ungünstig wirken. Was bei orthomolekularer Substitution in der Atmungskette wirklich geschieht, weiß niemand genau. In den Zwischenstufen sind Vitamine selbst radikalisch und das gilt auch für das Vitamin Q. Deshalb dürfen wir in der Atmungskette nichts isoliert bewerten. Ein Beispiel dafür ist das zweiwertige Eisen Fe^{2+} in den Cytochromen. Die Möglichkeit, dass freies, reaktives Eisen durch Oxydation Hydroxylradikale aus Superoxydanionradikalen generiert, lässt sich in der *Fenton-Reaktion* zeigen. Jeder isolierte Wirkstoff, der hoch dosiert verabreicht wird, auch wenn er ein körpereigener ist, wie das Ubichinon oder L-Carnitin im Herzmuskel, ist und bleibt gefährlich, weil er unberechenbare Kettenreaktionen auslösen kann. Ich plädiere für natürliche Komplexmittel wie z.B. die Blütenfarbstoffe, wo die Chinone ubiquitär in physiologischer Form vorkommen.

Die Atmungskette und die Bildung freier Radikaler
(Übersicht)

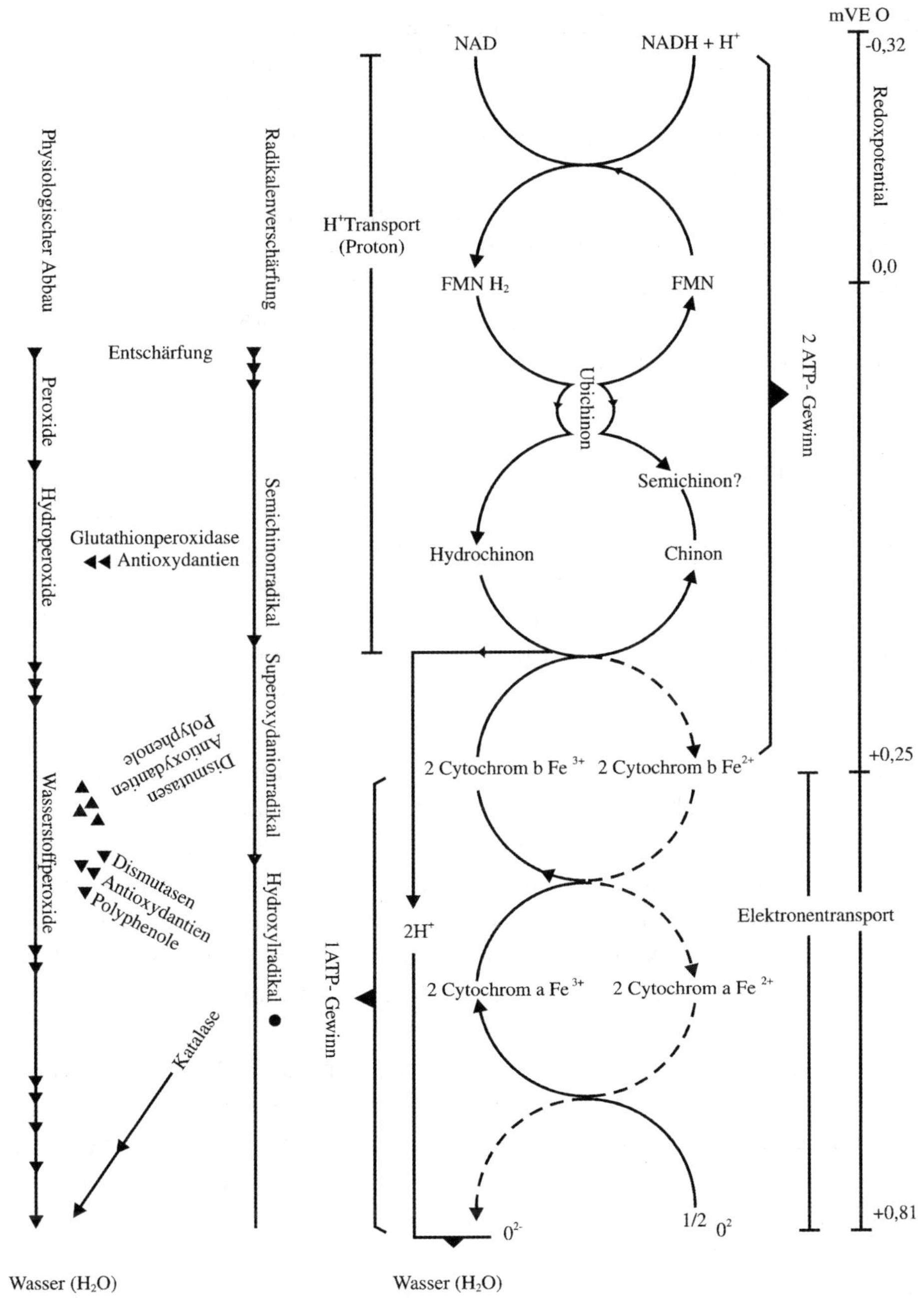

Abb.10

Welche Pflanzenstoffe können die Atmungskette unterstützen?
Die in der Natur weitverbreiteten Flavonoid-Strukturen kommen überwiegend in sekundären Pflanzenstoffen und in Blütenfarbstoffen vor z.B. in Chinonen, Tokochinone, Querzetine, Anthozyanine u.a. Es sind dies sekundäre Pflanzenbegleitstoffe, die mithelfen können, die Atmungskette zu verbessern. Chemisch als Karbonylgruppen (R-C=O) definiert sind sie auch wesentlicher Bestandteil der Koch'schen Molekulartherapie u.a.[46] In den Chinonen sind wichtige, natürliche Redoxäquivalente enthalten, die durch den aufeinander folgenden *Ein-Elektronen-Schritt* über das Semichinon den Übergang in das Hydrochinon unterstützen können. Chinone, zu dem auch das Ubichinon gehört, wie der Name schon sagt, sind wasserunlöslich und können zwei Elektronen und zwei Wasserstoffprotonen übertragen (Benzochinone). Zudem gibt es Befunde, wonach die Scavenger mit einer eigenen, radikalischen Stufe eine radikalische Kettenreaktion beenden können. Dies gilt auch für die natürliche Askorbinsäure z.B. in der Acerolakirsche und alle Chinone (H. Heine 1997 [47])

Was ist zu tun?
Chinone kommen in der Natur in Farbstoffen vor z.B. in einigen Pilzen (Pilzfarbstoffe), in Bakterien und am reichlichsten in den Blüten z.B. Blütenpollen. Durch ihre besondere Stellung in der Atmungskette am Übergang zum Hydrochinon, könnten sie den Ausgleich zwischen Oxydation und Reduktion bewirken. Wenn jedoch durch Bewegungsmangel und sitzende Lebensweise unterschwelliger Sauerstoffmangel herrscht und die Enzyme der ganzen Atmungskette zu wenig angeregt sind, nützt auch die vermehrte Zufuhr von Chinonen wenig. Eine gezielte molekulare Ausleitung von blockierenden Giften, nach dem Konzept von W.F. Koch oder nach H.H. Reckeweg, oder die Substituierung entsprechender Atmungsenzyme halte ich bei dieser Komplexität und Subtilität eher für einen dilettantischen Versuch, von dem kaum prompte Erfolge zu erwarten sind. Prof. Seeger, ein Schüler von Warburg, hatte bereits in den sechziger Jahren nachgewiesen, dass die Cytochrom-Oxydase während des Krebsstoffwechsel zerstört wird. Da ihm damals noch keine Computertechnologie zur Verfügung stand, war die Unterscheidung zwischen Zerstörung und Stress-Symptomen der Cytochrome wohl kaum möglich. Die Frage ist also: Sind bei solchen Prozessen mangelnde Anregung (Degeneration) oder toxische Einwirkungen durch Arznei-, Nahrungs- oder Umweltgifte die Ursache? Die Identifizierung chemotoxischer Substanzen war schon immer die Suche nach der Stecknadel im Heuhaufen und gestaltet sich außerordentlich schwierig; sie bleibt meist im Spekulativen! Welche von den unzähligen Noxen welche enzymatische Blockade wo auslöst, ist kaum *sicher* herauszufinden, deswegen ist eine molekulare Ausleitung oder homotoxische Neutralisierung nach Koch oder Reckeweg fragwürdig, ebenso eine Substituierung von Atmungsenzymen. Im Kapitel über die Mitochondrien wird eines deutlich: Diese kleinen Kerlchen sind ganz schön robust und beim Immunsystem sehr be-

liebt, deswegen können sie wahrscheinlich die Zelle eigenständig verlassen und bleiben von der Abwehr unangetastet. Ob Atmungsenzyme immer chemotoxisch geschädigt sein müssen, halte ich für eine übertriebene Befürchtung. Wir sollten uns lieber auf Anregung und positive Regenerierung konzentrieren statt immer nur auf Endstadien. Welche Alternative ich hierzu vorschlage, finden Sie weiter unten.

Die Schlüsselstellung der Cytochrom-Oxydase

Ein fossiles, aber universales Biomolekül

Die Cytochrom-Oxydase (Cytochrom b) kommt nur bei den organischen Lebensformen vor, die Sauerstoff und Wasserstoff verstoffwechseln (zu Wasser synthetisieren) und sie hat bei allen die gleiche Funktion, daher muss sie uralt und in einer Art Urzelle entstanden sein. Chemisch gesehen ist sie ein aus 104 Aminosäuren zusammengesetztes Kettenmolekül mit einer sehr hohen Spezifität. Die Wahrscheinlichkeit, dass die Cytochrom-Oxydase im Universum ein zweitesmal vorkommt, ist gleich Null, d.h. 1 zu 20^{104}. Diese hohe Unwahrscheinlichkeit übersteigt die Kapazität des Universums, dessen Atome auf 10^{80} geschätzt werden. Das beeindruckt und zeigt, dass die Cytochrom-Oxydase ein fossiles Molekül sein muss, das im Stoffwechsel lebender Organismen eine Schlüsselstellung einnimmt. Bei Mensch und Affe ist die Sequenz identisch, minimale Abweichungen zeigen sich beim Hund, dessen Cytochrom-Oxydase aber mit Kaninchen, Huhn und Frosch wieder übereinstimmt. Mehr, wenn auch minimale Sequenzabweichungen gibt es beim Thunfisch, Schmetterling, Weizen, Schimmelpilz und bei der Bäckerhefe. Je entfernter also die biologische Verwandtschaft, desto größer die Zahl der Unterschiede. Doch das ändert nichts an der Einmaligkeit der Cytochrom-Oxydase; sie ist und bleibt eine geniale, nicht wiederholbare Erfindung.

Die wesentliche Funktion der Cytochrom-Oxydase

Vergegenwärtigen wir uns nochmals die Funktion der Cytochrom-Oxydase: Sie wirkt als elektronenübertragendes Enzym bei der Sauerstoff-Reduktion, sie ist im Mitochondrium lokalisiert, wobei auch in den Ribosomen Untergruppen existieren. Cytochrome teilt man nach ihrem Häm-Typ A und B ein. Wesentlicher Bestandteil der Cytochrom-Oxydase ist Cytochrom aa_3, das am Ende der Atmungskette die Elektronen auf den Sauerstoff überträgt. Während das Cytochrom c nur ein Hilfssubstrat der Atmungskette ist, dominiert die Cytochrom-Oxydase, das Warburg'sche Atmungsferment, den Endabschnitt der Atmungskette. Dieser Komplex besteht aus 13 Untereinheiten, zwei Eisenatomen (Häm a) und drei Kupferatomen (CU_B). Beide bilden eine enge, räumliche Nachbarschaft und sind das Doppel-Kernzentrum des Enzyms. In ihm findet wahrscheinlich die Reduktion von molekularem Sauerstoff statt. Insgesamt werden hier vier Elektronen übertragen. Bei allen Reduktionsschritten können immer zwei Elektronen gleichzeitig auf den Sauerstoff übertragen werden, deshalb kann normalerweise kein Superoxydanionradikal entstehen. Pro Molekül Sauerstoff werden acht Wasserstoffprotonen bewegt, wobei vier in die Wasserbildung eingehen. Der Mangel an Fe und Cu kann das Doppelkernzentrum schädigen und die Entstehung von Radikalen auslösen. Die Schwierigkeit der Cytochrom-Oxydase ist also zunächst, die Elektronen *der Wasserstoffperoxyde stufenweise so an sich zu binden,* dass zwischen den Protonen des Wasserstoffes und dem molekularen Sauerstoff die Verbindung zu Wasser möglich ist. Die große, einmalige Leistung der Cytochrom-Oxydase ist, dass sie den Elektronenstrom so lenkt, dass keine reaktiven Sauerstoffspezies entstehen. In einem Bildvergleich: Die Cytochrom-Oxydase ist der taktische Disponent (der Logistiker) der Atmungskette, der die verbrauchte Energiefracht wieder sammelt und so zusammen schnürt, dass sie über den Müllmann (Katalase) abgeholt und zu Wasser reseyclet werden kann. Ist das nicht ein Wunder sparsamster Ökonomie, wie aus hochkomplexen Molekülen am Ende nur noch Wasser und Gas (CO_2) ausgeschieden wird? Wahrlich, der Körper des Menschen ist ein Meisterwerk organischer Ökonomie! Das einzige, was er dazu braucht ist *Anregung,* genügend Wasser und Sauerstoff und einfache, naturbelassene Kost! Dass die Atmungskette möglichst lange unbeschadet bleibt, ist für mich weniger eine qualitative, sondern mehr eine quantitative Frage. Wenn der Sauerstoffpartialdruck im Alter bis zu 38% absinkt, der Körper 27% seines Wasservolumens verliert, dann werden immer mehr Enzymgarnituren arbeitslos! Es kommt zu einer generellen Ausdünnung der zellulären Enzymausstattung. Die Enzyme degenerieren infolge mangelnder Aktivität! Nimmt jedoch die Enzymaktivität ab, dann laufen alle Stoffumsetzungen langsamer ab und die Wasserbildung in der Atmungskette wird allmählich defizitär. Zu wenig Wasser bedeutet weniger Giftausscheidung; es kommt zur Schlackenanhäufung in den Zellen; hieraus resultiert letztlich die Rückvergiftung der Zelle und ihr Tod.

Zuwenig Anregung oder toxische Schädigung der Cytochrom-Oxydase?
Durch die Cytochrom-Oxydase ist also die Umwandlung von molekularen Sauerstoff in eine verwertbare und ausscheidungsfähige Form möglich. Bei ihrem Ausfall kommt es zu schweren Störungen in der Sauerstoffverwertung, wobei die Zelle in eine akute Sauerstoffnot gerät (Hypoxie). Wenn das Energiegefälle in der Atmungskette verringert ist, reduziert sich auch der Elektronen- und Protonenaustausch. Unter Krebsbedingungen ist das Energiepotential der Membrane in den Mitochondrien (Konzentrationsgradient) um bis das Neunfache herabgesetzt (von 70 mV/ +-20 mV, auf ca. 10 mV), wodurch die Wärmebildung in der Zelle entsprechend verringert ist. Obwohl die alten Naturheilärzte nichts von Redoxpotential und Konzentrationsgradienten wussten, bezeichneten sie Krebs *"als eine*

kalte Erkrankung", die durch Feuer heilbar ist. Sie meinten damit das Fieber. Hippokrates sagte vor 2300 Jahren: "Gebt mir die Macht Fieber zu erzeugen und ich heile alle Krankheiten." Heute würde ich ihn ergänzen mit dem Satz: "Gib mir die Möglichkeiten dem Körper genügend Sauerstoff zuzuführen und ich fache das Feuer in ihm an." Wenn die Zelle zu wenig Sauerstoff hat, dann kann sie nicht mehr die erforderliche Energie aufbringen um Wasser zu synthetisieren, um die Stoffwechselschlacken aus dem Auf- und Abbau von Zucker, Fetten und Aminosäuren auszuscheiden (Kohlendioxyd, Ammoniak u.a.). Die Anhäufung von ausscheidungsfälligen Abbauprodukten ist wie wenn die Müllabfuhr streikt und erfordert, um zu überleben, ungewöhnliche Notmaßnahmen in Form beschleunigter Teilung, die jedoch das Gefüge des gesamten Zellverbandes eines Organes oder Systems zerstört. Das alles klingt nach unwiderruflichem Untergang - aber Nein! Folgen wir nochmals dem schon erwähnten Experiment der Professoren Seeger und Schacht, die 1959 an den Brustgeweben von Mäusen (geschädigte Mammaepithelien) mittels elektrochemischer Sauerstoffmessungen nachwiesen, dass, wenn die Sauerstoffverwertung verringert war, die krebsige Zellteilung gleichzeitig anstieg. War dagegen das Sauerstoffangebot und damit die Verwertungsmöglichkeit verbessert, so ging auch die Zellteilungsrate zurück. Aus dieser entscheidenden Beobachtung läßt sich zunächst folgern, dass die Teilungsgeschwindigkeit von Krebszellen durch ein vermehrtes Sauerstoffangebot abgebremst wird. Das steht jedoch im Widerspruch zur chemotoxischen Auffassung, wonach das "geschädigte System" der Atmungsenzyme nicht mehr in der Lage ist den Sauerstoff zu verwerten, gleichgültig wieviel angeboten wird. Wäre dem so, dann hätte Prof. Seeger diese Beobachtung wohl nicht gemacht. Mit dem Wirkstoff Anthocyanin u.a. (aus dem Rote Beete-Extrakt, einem Flavonoidabkömmling aus der Gruppe der Polyphenole) konnte er jedenfalls die Zellatmung in humanen Tumorgeweben wesentlich verbessern und das Wachstum verschiedener Tumore hemmen. Eine ähnliche Wirkung ließ sich mit Heidelbeerextrakt und Rotwein erzielen.[48]

Es muss also ein noch unbekannter, regenerierender Faktor in der Atmungskette existieren, der bei hinreichendem Sauerstoffangebot die Beeinträchtigungen der Atmungsenzyme autonom behebt vielleicht an der Stelle, wo wie gesagt, die Chinone schwache Radikale bilden (Semichinonradikal). Im Ubichinonpool, den wir auch als Redoxpuffer bezeichneten, werden solche Zwischenprodukte gebildet. Wenn sie mit scharfen Radikalen reagieren (Hydroxylradikal) können diese neutralisiert werden, nach dem Satz: *Treffen zwei Radikale aufeinander, so wird ein neutrales Molekül gebildet; trifft dagegen ein Radikal auf ein neutrales Molekül, so entsteht erneut ein Radikal.* Ob diese Neutralisierung über die Superoxyd-Dismutasen (SOD) gesteuert wird oder andere ist dabei zweitrangig, wichtig ist, dass ein vermehrtes Sauerstoffangebot die Atmungskette wieder regenerieren kann.

5. Teil

Sauerstoff und freie Radikale

Einführung
Erst mit dem Aufkommen der Sauerstoffverwertung vor ca. fünf Mio. Jahren machten die Organismen auf diesem Planeten einen großen evolutionären Schritt und brachten eine ungeheure Vielfalt neuer Lebensformen hervor, deren Funktionen und Verhaltensmuster differenzierter und wesentlich reaktionsfreudiger ist. Im Besonderen verdanken alle sauerstoffabhängigen Organismen diesen Vorzug den Radikalen. Nur sie können blitzartig reagieren. Mehr noch als der molekulare Sauerstoff sind sie der "Super-Turbo" der Zellen, denn sie beschleunigen alle Stoffwechselabläufe, entgiften, töten Antigene, beseitigen die Schlacken usw. Doch hat das auch eine Kehrseite: Wie können andererseits die entzündungsfördernden und aggressiven Sauerstoffradikale in Schranken gehalten werden? Es mussten also wichtige intra- und extrazelluläre Antioxydanssysteme geschaffen werden, die in der Lage waren diese Gefahr zielgerichtet zu kontrollieren.

Die drei Polaritätspaare

Der Nobelpreisträger A. Carrel sagte einmal:
"Die Zelle ist unsterblich. Nur die Flüssigkeit in der sie schwimmt, degeneriert. Wird die Flüssigkeit regelmäßig erneuert und gibt man den Zellen was sie an Nährstoffen benötigen, so wird der Pulsschlag des Lebens in alle Unendlichkeit fortdauern."

Wasser ist Yin und alle Energieformen sind Yang.
Im Wasser, der Urmutter aller Stoffe, gibt es drei polare Paare:

Yang	**Yin** [49]
1. Oxydation	Reduktion
2. Radikale	interne und externe Scavenger
3. Säure (sauer)	Base (alkalisch)

Diese drei Zwillingspaare agieren im wässrigen Milieu und heute können wir sie durch Messungen objektivieren.

Würden diese drei polaren Kräfte immer im Gleichgewicht sein, so müssten die Zellen ewig leben. Doch die unzähligen Reaktionen der drei sind infolge äußerer und innerer Störungen selten im Gleichgewicht, und je einseitiger, desto mehr Wasseraustausch ist nötig und desto mehr müssen die zugeführten Nährstoffe als Ordnungsfaktor ausgleichen. Wenngleich die Behauptung von Carrel heute nicht

mehr haltbar ist, so trifft er damit auf Urgestein, nämlich die Bedeutung des reinen, wässrigen Milieus für das Leben. Was aber ist gutes Wasser? Ein Wasser ist qualitativ um so hochwertiger, je weniger es von Schadstoffen belastet ist. Naturreines Wasser ist weich und hat eine nur geringe Oberflächenspannung z.B. das Regenwasser. Wenn Wasser frei ist von blockierenden Eigeninformation, d.h. völlig neutral ist, dann gibt es die photonischen und molekularen Schwingungen unverfälscht weiter, und die chemischen Wechselwirkungen der drei Polaritätspaare laufen in ihrer ursprünglichen Reaktionsform ab. Je neutraler das Wasser als Informationsträger ist, desto besser sind die Voraussetzungen für gleichgewichtige Reaktionen. Die Neutralität des Wassers ist deshalb eine wesentliche Voraussetzung für das Gleichgewicht von Radikalen und internen sowie externen Scavengern, doch nicht die einzige. Anders formuliert: *"Die ausgewogen ernährte Zelle könnte, wenn auch nicht ewig, so doch bedeutend länger leben, wenn das Wasser in und außerhalb der Zelle die Informationen der Radikalen und Scavenger unverfälscht weitergibt."*
Es geht also um jene Faktoren, die das Gleichgewicht von Radikalen und antioxydativem System stabilisieren, und nicht nur darum, welche Radikalfänger die besten sind. Dies sollte uns bei den o.g. Überlegungen immer wieder leiten.

Freie Radikale: die Beschleuniger des Stoffwechsels und der Abwehr

In allen sauerstoffabhängigen Organismen gibt es freie Radikale.
In physiologischer Konzentration sind sie absolut notwendig um z.B. wichtige chemische Reaktionen zu beschleunigen; sie sind quasi *das Gaspedal* der Zelle. Wenn z.B. 20% ungeschärft ins Zellplasma abblitzen, dann wirkt diese freiwerdende Energie auf den Zellstoffwechsel, wie wenn der Motor plötzlich mehr Sprit bekommt. Auch die Abwehrzellen nutzen die gewaltige Oxydationskraft der freien Radikale nicht selten wie eine Bombe z.B. in den Granulozyten, um gefährliche Viren, Bakterien und Giftstoffe in einer einzigen Kettenreaktion zu vernichten, siehe auch S.100. Der Gegenspieler, der die freien Radikale in Schach hält, ist ein ausgeklügeltes antioxydatives System, bestehend aus besonderen Enzymkomplexen in den Mitochondrien. Dieses Radikalen-Ausgleichssystem muss jedoch ständig genügend Sauerstoff und Wasserstoff zur Verfügung haben und mit Vitaminen und Spurenelementen (Co-Faktoren) ausreichend versorgt sein.

Wo bilden sich Radikale und warum entstehen sie?

Einer der Hauptentstehungsorte sind die Mitochondrien, unsere unzähligen kleinen Kraftwerke, wo etwa 95-98% des umgesetzten Sauerstoffs vollständig zu Wasser reduziert wird (J. Frank, 1997 [50]). Aus dem Rest von 2-5% bilden sich Radikalformen, die etwa zu 80% die mitochondrialen Enzymen der Superoxyd-

Dismutasen abfangen, der Rest von 20 % geht ungeschärft ins Zellplasma über (Nohl und Hegner 1978 [51]).
Des weiteren brauchen alle phagozytierenden Abwehrzellen Radikale, da nur über sie die bakteriziden Substanzen und Botenstoffe synthetisiert werden, d.h. ohne Radikale könnten die Phagozyten ihre Aufgaben nicht erfüllen. Weiters können Radikale auch in den Bakterien und anderen Mikroorganismen entstehen und menschliche Zellen schädigen (Elstner, 1990 [52]). Umweltfaktoren, Elektrosmog, UV- und Röntgenstrahlen, Ozon, Stickoxyde aus Autoabgasen, Konservierungsstoffe, Chemikalien z.B. aggressive Wasch- und Färbemittel, stören das Radikalfängersystem und fördern die Bildung freier Radikaler, wobei die toxische Dosis maßgebend ist, inwieweit sie das Radikalfängersystem unterlaufen oder blockieren. Daneben entstehen im Zellstoffwechsel die weniger reaktiven Radikalvorstufen z.B. Peroxyde und Wasserstoffperoxyde mit einer längeren Halbwertzeit, welche die Membranen der Mitochondrien passieren und intra- oder extrazellulär über weite Strecken wandern und oft fern vom Ort ihres Entstehens reagieren (H.Heine, 1997 [53]).

Was sind Radikale?
Radikale sind spezielle Atome, die einen Überschuss an negativer Ladung mit sich führen (Elektronen), die aber unausgewogen ist. Grund der Unausgewogenheit sind ungepaarte Elektronen, die nach Ladungsausgleich streben. Gut untersucht sind folgende Radikalgruppen: aktivierte Sauerstoffstufen, Superoxydanion-R., Hydroxyl-R., Perhydroxyl-R., Singulett-Sauerstoff-Molekül, Ozon, Wasserstoffperoxyd, von den Schwefelwasserstoffgruppen (SH-Gruppe) das Sulfhydril-Radikal und andere organisch-chemische Radikale z.B. Methy-, Penyl-, Alkoxyl-, und Peroxi-Radikal aus der Kunststoffindustrie H.Heine 1997.[54]
Bildlich gesprochen sind Radikale solche, die wegen ihrer Unausgeglichenheit ständig etwas ändern wollen und dabei manchmal übers Ziel hinausschießen. Wenn wir diese Eigenschaft psychisch interpretieren, dann kann das in zwei Richtungen gehen: Entweder geht der Änderungsimpuls in ein konstruktives Miteinander oder in ein destruktives Gegeneinander und genau das ist der Kernpunkt der Radikale: Anregung ist gut, Übertreibung zerstört! Einerseits braucht die Zelle ihre anregende Energie, andererseits muss sie Vorkehrungen treffen, um nicht durch zuviel Anregung zerstört zu werden. Der unzufriedene Mensch sucht den Ausgleich und übertreibt; der *sehr* zufriedene ist zu lau und unterschätzt meistens die Dinge, lässt sie treiben. Gemeinsam würden jedoch beide ein konstruktives Gespann ergeben, wären da nicht, wie so oft, die persönlichen Vorbehalte und Abneigungen. Wenn ein Unzufriedener nur die halbe Erfüllung findet, kann es leicht sein, dass er noch unzufriedener wird. So ist es auch bei der Elektronen-Reduktion der Radikale. Um sie zu entschärfen, brauchen sie die volle Sättigung ihres Spins und die finden sie letztlich nur im Wasser, dort sind sie stabil gebun-

den und entschärft. Etwa 2-5% des Sauerstoffs erfahren vermutlich nur eine Elektronenreduktion, wodurch sich das Superoxydanionradikal ($O^{-2\bullet}$) bildet (Loschen, Azzi, Richter, Flohe 1974 [55]). Es ist dies ein mit zwei ungepaarten Elektronen besetztes Radikal, das sehr reaktionsfreudig ist und das über Eingehen von Verbindungen den Ladungsausgleich seines ungesättigten Spins sucht. Wenn es in energetisch niedrigere Zustände übergeht, indem es um ein weiteres Elektron reduziert wird, findet es den erlösenden Ladungsausgleich. Die dabei freiwerdenden Photonen können dann ihre Energie und Informationen an andere Elektronen weitergeben. Da das Superoxydanionradikal eine nur kurze Halbwertzeit hat (im Nano-Sekundenbereich) reicht die Zeit nicht aus für einen Austritt aus den Mitochondrien, deshalb können sie im ungünstigsten Fall die Redoxkomplexe beeinträchtigen, wobei die ATP-Produktion gestört wird; allerdings müssen hier gravierende Defizite im antioxydativen System vorliegen. Würden andererseits zwei Superoxydanionradikale aufeinandertreffen, was ebenso vorkommt, so entstünde ein neutrales Molekül, das aber dem Zellstoffwechsel keine neue Energie bringt. Trifft ein Radikal auf ein neutrales Molekül, dann entsteht zwar ein neues Radikal, doch auch ein zusätzliches Energiepotential.

Wie werden Radikale entschärft?

Reaktive Sauerstoffspezies, wie das Superoxydanionradikal oder das noch schärfere Hydroxylradikal, werden also vom Radikalen-Ausgleichssystem ständig überwacht. Das geschieht über die Peroxydasen bzw. Katalasen, durch Reduktion mit einem Elektron zum weniger scharfen Wasserstoffperoxyd (H_2O_2). Eine wichtige Rolle als Radikalentschärfer spielen dabei die SOD, die GPO und letztlich wohl auch das Enzym Cytochrom-Oxydase, deren Bestandteil das Cytochrom aa_3 ist. Experten schätzen, dass von 25 Sauerstoffmolekülen durchschnittlich eines als freies Radikal entkommt (J.Frank, 1997 [56]), was wahrscheinlich notwendig ist, um wie gesagt "den Gaspedaleffekt" immer wieder neu zu aktivieren.

Wie kommt es zum Ungleichgewicht zwischen Radikalen und Radikalfängern?

Wie schon erwähnt: In allen sauerstoffabhängigen Organismen gibt es freie Radikale, die notwendig sind um die Stoffwechselabläufe auf Trab zu halten. Das ist gut so. Unter physiologischen Bedingungen wird der Überschuss der Radikale von den zellulären, anitoxydativen Systemen inaktiviert, wobei die *nichtenzymatischen Radikalfänger,* die Scavenger, - das sind neben den bekannten Vitaminen hauptsächlich die sekundären Pflanzenstoffe z.B. die Blütenfarbstoffe, siehe auch S.88, eine bedeutende Rolle spielen. Doch die antioxydative Kapazität ist begrenzt, so dass unter bestimmten Bedingungen z.B. bei sportlicher Überbelastung, vermehrt Radikale auftreten und verschiedene Stress-Situationen in der Zelle auslösen.

Oxydativer Stress entsteht durch Sauerstoffmangel
Oxydativer Stress entsteht, wenn Gewebsabschnitte z.B. die Muskulatur, infolge Überbelastung eine Sauerstoffschuld eingehen müssen und kurzfristig oder länger in eine Sauerstoffnot geraten. Meist ist dabei der pH-Wert erniedrigt, d.h. das Gewebe übersäuert, wodurch die Enzymaktivität verlangsamt ist. Unter solchen Bedingungen ist der mangelnde Sauerstoff die Ursache für die Bildung von freien Radikalen und nicht umgekehrt! Der Sauerstoffmangel kann aber auch durch chemotoxische Blockierung der Atmungsenzyme entstehen (Blockierung der inneren Atmung) z.B. durch Herbizide, Pestizide und zuviel Konservierungsstoffen in Lebensmitteln oder durch Luftverunreinigung (Smog, Stickoxyde, Kohlenmonoxyd u.a.).

Ein Beispiel
Bei starker körperlicher Belastung (Leistungssport), wenn die Skelettmuskulatur und der Herzmuskel allmählich in einen Sauerstoffmangel kommen, steigt die Konzentration der Radikale im Blutplasma parallel dazu an. Das ist ein Beweis dafür, dass, wenn Muskelzellen wegen zu starker Belastung (exzessive Muskelarbeit) eine Sauerstoffschuld eingehen, das Risiko eines oxydativen Stresses steigt. Bei Sprints z.B. steigt der Spiegel von *Hypoxanthin* im Blut steil an, was auf die Freisetzung von Radikalen hindeutet, daher ist dieser Stoff wie auch das Glutathion, siehe S.104 ein Parameter für die Aktivität der Radikalen (J.Frank, 1997 [57]). Ähnliches geschieht auch bei Vergiftungssymptomen infolge Pestizid- bzw. Dioxinbelastung; auch hier steigt die Radikalkonzentration proportional zur aufgenommenen Giftmenge.[58]

Vitaminschutz bei starker körperlicher Belastung ist notwendig
Ashton et al [59] bestimmten die Freisetzung von Sauerstoffradikalen bei Probanden vor und nach körperlicher Extrembelastung, indem sie die ESR-Messungen (Elektrospinresonanz) anwendeten. Sie konnten zeigen, dass nach körperlicher Ausbelastung die Sauerstoffradikalkonzentration um das 4- bis 5-fache anstieg. Dieser Anstieg ließ sich reduzieren, wenn die Freiwilligen vor der körperlichen Ausbelastung Vitamin C oder E einnahmen. Auch Poch [60] konnte zeigen, dass nach körperlicher Anstrengung die Radikalkonzentration um 40% anstieg. Die antioxydative Behandlung mit hohen Dosen Vitamin E verhinderte diesen Anstieg. Wenn der pH-Wert im Muskelgewebe zu schnell absinkt, kommt es zum Milchsäureüberschuss und zum Muskelkater, in dieser Situation steigt die Konzentration freier Radikale an. Allerdings ist der Trainingszustand maßgebend. Spitzensportler haben nicht nur eine höhere Mitochondrien- und Synapsenzahl in

Muskel- und Herzzellen, auch ihr ATP-Umsatz ist durch das regelmäßige Training wesentlich höher, wodurch naturgemäss die antioxydative Kapazität steigt und somit die Gefahr eines oxydativen Zellstresses geringer ist. Entscheidend ist, ob in den Mitochondrien der molekulare Sauerstoff vollständig zu Wasser abgebaut wird oder nicht; und das ist bei trainierten Sportlern effektiver. Dem Untrainierten ist von extremen, physischen Belastungen abzuraten. Dosierter, mäßiger Sport ist vorzuziehen. Beim moderaten Jogging oder flotten Radfahren wird das System der Radikalfänger trainiert und nicht überfordert.

Was können Radikale zerstören

Wie w.o. schon erwähnt, haben Radikale eine hohe Reaktionsbereitschaft, indem sie leicht mit anderen Molekülen reagieren und dabei neue Radikale bilden (Kaskadenphänomen).

Einige Beispiele

Bekannt ist, dass die mehrfach ungesättigten Fettsäuren in den Zellmembranen den Radikalen eine besonders günstige Angriffsfläche bieten. Dabei kommt es zu Kettenreaktionen, bei denen wiederum neue Radikale entstehen (Lipidperoxydation). Die "Lipidradikale" z.B. zerstören systematisch die Struktur der Zellmembran. Das hochreaktive Hydroxylradikal z.B. kann ein Membran-Killer sein; es kann Wasserstoffatome aus den ungesättigten Fettsäuren herausreißen, die wieder mit Sauerstoff reagieren und sich zu Lipidhydroperoxyde aufbauen und noch schärfer reagieren. Man spricht hier, wie gesagt, vom Kaskadenphänomen. Durch solche Einwirkungen wird die Zellmembran durchlöchert und kann ihre "Passkontrolle" nicht mehr erfüllen z.B. den Calcium- und Ionenaustausch (Homöostase und Wasserhaushalt) zwischen Zelle und Umgebung. Die Zelle schwillt an, füllt sich mit Wasser und wird nach und nach funktionsuntüchtig. Vitamin E und Selen sowie eine ganze Reihe sekundärer Pflanzenstoffe (Polyphenole u.a.) in Kombination mit peroralem Sauerstoff kann diesen Prozess schon im Vorfeld entschärfen. Auch Cholesterin kann durch Radikale negativ peroxydieren z.B. in den Gefäßwänden. Ein Zusammenhang mit Arteriosklerose ist daher wahrscheinlich. Radikale können praktisch in allen Zellen und Geweben negativ reagieren, auch mit Kernsäuren (DNS), wobei nicht mehr umkehrbare Zellschädigungen und der Untergang ganzer Gewebe möglich sind (Organinfarkt). Besonders sind Herzmuskelzellen gefährdet, da die Konzentration der SOD im Herzmuskel 16 mal niedriger ist und die Katalase gleich 40 mal niedriger ist als in der Leber (Jenkins u. Mitarb., 1984 [61]). Beendet wird eine radikalische Kettenreaktionen wenn, wie schon gesagt, zwei freie Radikale miteinander reagieren. Dazu müssen aber genügend Wasserstoff- und Sauerstoffatome zur Verfügung stehen. Dies läßt sich am besten durch Trinken von kleinen Mengen Sauerstoffwasser erzielen, eventuell kombiniert mit Antioxydantien in ihrer natürlichen Pflanzenmatrix, siehe auch S.107.

Ist Sauerstoffmangel die Hauptursache der Radikalbildung?

Die bisher besprochene Rolle der Radikale führt uns zu der Frage, ob Radikale durch Sauerstoffmangel entstehen? Die Sportmedizin, aber auch die Toxikologie, liefern uns hierfür einige wichtige Befunde, die zeigen, dass immer dann vermehrt Radikale im Blut auftreten, wenn die Zellen eine Sauerstoffschuld eingehen. Die Toxikologie z.B. kann eine lange Liste von Atmungsgiften nachweisen, deren Substanzen die innere Atmung mehr oder weniger blockieren.[62] Nicht die toxischen Substanzen sind radikalisch, sondern sie wirken hypoxisch, und darauf reagiert der Organismus mit vermehrter Radikalfreisetzung, ebenso wie bei der extremen Ausbelastung im Sport. Die randomisierten Doppelblindstudien von Prof. Schoenberg zeigen, dass die Lipidperoxydation um 26% nach peroraler Sauerstoffaufnahme zurückgeht. Wenngleich diese Studien nur in Vitro durchgeführt wurden, so läßt sich daraus der Schluss ziehen, dass die vermehrte Sauerstoffaufnahme die radikalische Zerstörung von Zellmembranen wesentlich verringert, nämlich bis zu einem Viertel.[63] Damit dürfte die Befürchtung vom Tisch sein, dass zuviel Sauerstoff im Blut die Radikalbildung stimuliert. Man hat sich dabei zu sehr das Oxydationsmodell der anorganischen Chemie zu eigen gemacht. Schon die Begriffsübernahme "Antioxydantien", welche die Industrie als chemische Zusätze häufig einsetzt, zeigt den verkehrten Denkansatz. In der technischen Produktion oder in der Lebensmittelherstellung will man durch Beimischung solcher Antioxydantien das Produkt vor dem zersetzenden Sauerstoff schützen, um es möglichst lange haltbar zu machen; und genau diesen Ansatz hat man auch in die Medizin übernommen. Der menschliche Organismus ist kein Produkt, das vor Oxydation geschützt werden muss, er oxydiert nicht, noch wird er "ranzig", *sondern er braucht dringend Sauerstoff, mehr denn je.* Warum oxydiert er denn nicht, etwa wie Eisen oder wird ranzig? Eben weil er über exzellente Regulationsmechanismen verfügt, welche die anorganische Materie nicht besitzt, und weil der menschliche Organismus die Brücke zwischen Geist und Materie ist. Und überhaupt ist in der Medizin eine erweiterte Sichtweise, ja ein Paradigmawechsel, längst überfällig! Der Mensch läßt sich nicht auf nur biochemische Funktionen reduzieren, welche durch Stoffgemische beliebig manipulierbar sind; er ist kein Reagenzglas, in das man einfach irgendwelche Lösungsmittel hineinschüttet, damit das gewünschte Ergebnis herauskommt. Er ist viel mehr!

Radikale sind eng mit dem Immunsystem verzahnt. Sie sind ganz wichtige Wächter, die z.B. rechtzeitig den Schmerz auslösen, um Alarm zu schlagen, wenn der Mensch wieder mal übertrieben hat. Langsam wird es Zeit für ihre Neubewertung!

Neubewertung der Radikale

Alle Stoffwechselvorgänge, Zellteilungen, Beseitigung von Zelltrümmern und nahezu alle biochemischen Prozesse im Körper, von der Eibefruchtung bis zum Tod, sind von der Aktivität der Radikale abhängig. Mit zunehmendem Alter, wenn die antioxydativen Schutzmechanismen nachlassen, gewinnen Radikale allmählich die Oberhand, und je älter und schwächer der Mensch wird, desto mehr sucht er nach Strategien, wie er sich vor dem zunehmenden Ansturm schützen kann und umgekehrt? Wie lange könnte der Mensch überleben, hätte er keine Radikale? Ohne Radikale gäbe es keine Entzündungen und demzufolge auch weniger oder gar keine Schmerzen. Es gäbe auch keine inneren Stiche und keinen nichtentzündlichen Schmerz. Doch der Schmerz zeigt uns die Grenzen auf und Radikale sind diese Wächter, die Alarm schlagen. Im Immunsystem bewirken radikalische Sauerstoffspezies eine Reihe sehr wichtiger Syntheseleistungen z.B. die Entgiftung von toxischen Metaboliten, die Verteidigung gegen Antigene oder Viren durch Phagozytose. Die schulmedizinische Fachliteratur diskutiert die Reaktionen der Sauerstoffspezies mehrheitlich als lebensfeindliche Prozesse z.B. wird unermüdlich vor radikalischen Strangschnitten in der DNS gewarnt oder vor horrender Lipidperoxydation der Membrane. Dabei übersehen viele, dass Radikale den Zellstoffwechsel beschleunigen und ohne sie vieles langsamer ablaufen würde. Der energetisierte Sauerstoff aktiviert alle biologischen Prozesse (O^{2}-•). Ich sage es mal plakativ: Ohne Sauerstoffaktivierung würden wir glatt verfaulen! Doch die meisten Autoren richten ihr Augenmerk wie hypnotisiert auf die Scavenger und konzentrieren sich auf Radikalfängermöglichkeiten; sie suchen nach Mitteln, wie sich die antioxydative Kapazität effektiv steigern läßt, wobei Antioxydantien selber radikalisch werden können immer dann, wenn einseitige Überdosierungen das orthomolekulare Gleichgewicht destabilisieren. Über Schäden, Krankheiten und Alterungsprozesse durch Oxydantien (HO•) wurde genug geschrieben und mittlerweile hat sich ein lukrativer Industriezweig entwickelt, der mit Aufklärungsschriften zu hohen Dosierungen rät und zig Tonnen profitable Antioxydantien herstellt. Unzählige konsumieren fleißig Antioxydantien in der Hoffnung, die Radikalschädigung möglichst niedrig zu halten; zudem ist mittlerweile auch die antioxydative Wirkung der Vollwert- und Sonnenkost salonfähig und wird nun auch von Schulmedizinern empfohlen. *Doch es geht nur um die Erhaltung des Gleichgewichtes der polaren Kräfte zwischen Oxydation und Reduktion, das erste Polaritätspaar der Natur, wie es I. Engler sehr treffend ausdrückte.* Radikalische Sauerstoffionen sind ebenso die Träger notwendiger Elektronenladungen, die das energetische Potential im Organismus aktivieren. Dabei geben die Sauerstoffspezies vom Typ O^{2}-• ihre Elektronenladung in homöopathischer Dosis (im Fentonbereich D 15) als Information im Sinne eines Umkehreffektes weiter. Die biologisch vorteilhaften Wirkungen sind an Zellmembranen von Lungenfibroblasten wissenschaftlich belegt (Atzmüller/Engler, 1988 [64]).

Die Notwendigkeit Radikaler in der allgegenwärtigen Phagozytose

Weil besonders die zelluläre Abwehr des Immunsystems auf die Radikalbildung direkt angewiesen ist, möchte ich am Beispiel der Stimulierung von Phagozyten (Abwehrzellen) durch Radikale ihre enorme Bedeutung für das Immunsystem aufzeigen. In den Phagozyten (Neutrophile, Eosinophile, Monozyten) wird in mehreren Reaktionsschritten, über das Enzym (NADPH)-Oxydase, auch das hochreaktive Superoxydanionradikal gebildet, siehe Abb.10, S.87. Erst die Bildung dieses Radikals macht es möglich, dass die Leukozyten eine hypochlorige Säure synthetisieren, mit der sie u.a. auch die Membrane der Bakterien zerstören. Die wirksame Hypochlorsäure wird über die Myeloperoxydase katalysiert. Den weiteren chemischen Prozess möchte ich hier ausklammern. Wichtig ist noch zu erwähnen, dass das Ganze in der Aussenhaut der Leukozyten stattfindet. Was nach der Einverleibung von Bakterien oder toxischen Partikeln weiter geschieht, definiert E. Elstner so:

"Nach Invagination (Einverleibung) des Bakteriums wird der Bereich der äußeren Sauerstoffreduktion zu einem abgeschnürten Innenraum - dem Phagosom. Im Phagosom läuft nun die Sauerstoffkaskade ab und ergibt das komplexe oxydative Abwehrsystem, in dem aus dem Superoxyd durch Dismutation Wasserstoffperoxyd entsteht" (E.Elstner, 1990 [65]).

Die Leukozytenmembran besitzt also ein funktionsfähiges O_2 -Reduktionssystem, wobei die maximale Oxydase-Aktivität in der Leukozytenmembran nur dann erzielt wird, wenn genügend Sauerstoff zur Verfügung steht und das ist eben mit peroraler Sauerstoffaufnahme möglich.

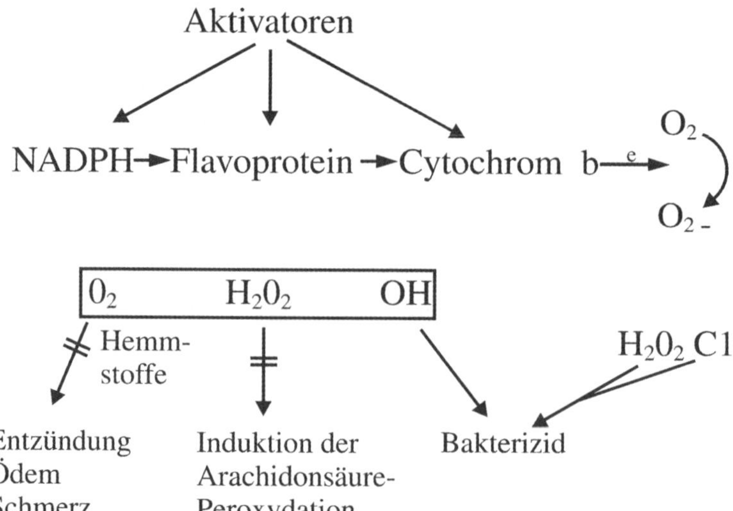

Abb. 11

Effekte des aktivierten Leukozyten nach E.F. Elstner, 1990

Auf die Induktion der Arachidonsäure kann ich hier nicht eingehen. So viel sei gesagt, dass sie eine wichtige Rolle bei der Bildung von Leukotaxine spielt (Botenstoffe und Meldesubstanzen) und eben auch über Wasserstoffperoxyd entsteht.

Nach Elstner hat die Freisetzung reduzierter Sauerstoffspezies durch aktivierte Leukozyten folgende Wirkungen:

1. Die Leukos produzieren über radikalische Sauerstoffspezies ein Bakterizid, das die schnelle Abtötung der ingestierten Bakterien und deren Auflösung ermöglicht z.B. durch die nachgeschalteten Proteasen.
2. Über ein komplexes Meldesystem werden im umliegenden Gewebe weitere Aktivitäten ausgelöst, die für den Gesamtkomplex der Infektabwehr und Wundheilung von zentraler Bedeutung sind.
3. Als Nebeneffekt treten Entzündungen Ödeme und Schmerzen auf.

Wie verheerend mangelnde Radikalenbildung und deren Vorstufe sich auswirken kann, zeigt der Peroxydmangel bei chronischer Agranulomatose (CGD). Die Betroffenen haben große Schwierigkeiten bei der Infektabwehr und fast alle sterben daran. Im Vergleich zu Gesunden können Patienten mit chronischer Agranulomatose weit weniger Wasserstoffperoxyd bilden. Die Aktivität des stimulierten Phagozyten läßt sich also in erwünschte und unerwünschte Reaktionen einteilen.

Wenn wir uns den durch radikalische Sauerstoffspezies stimulierten Phagozyten betrachten, so ergibt sich nach Elstner folgendes Gesamtbild:

1. Die vermehrte Glucose-Oxydation bewirkt eine gesteigerte Produktion von Superoxyd, Wasserstoffperoxyd und OH-Radikale. Die Bildung letzterer hängt zusätzlich von der Zufuhr von Eisenchelaten ab (Fenton-Reaktion).
2. Von ihnen hängt weiters die Biosynthese von Prostaglandine; Leucotaxine, Lipoxine und Anaphylaxine ab, durch Aktivierung der Phospholipase A2.
3. Schließlich die zytotoxische Degranulation, welche die Sekretion von Lysozym, sauren Hydrolasen und neutralen Proteinasen bewirkt.

Die Anwesenheit aktivierten Sauerstoffs bewirkt also drei wesentliche Komplexe:

a) eine direkte bakterizide Reaktion,
b) die Auflösung des ingestierten Partikels,
c) die Produktion von Meldesubstanzen z.B. Leukotaxine.

Ich möchte es bei dieser Darstellung belassen, da sie die Notwendigkeit radikalischer Sauerstoffspezies bei der Phagozytose hinreichend hervorhebt.

Schlussbemerkung
Die Voraussetzung für die Bildung von Sauerstoffradikalen ist die ausreichende Zufuhr von molekularem Sauerstoff; er ist der Rohstoff. Doch muss er entsprechend aktiviert sein, damit sich Sauerstoffspezies bilden können. Genau wie in der Natur, wo der Sauerstoff durch UV-Strahlen, kosmische und radioaktive Strahlen, Blitze oder Wasserfalleffekte energetisiert wird, so wird er in den Mitochondrien ebenfalls energetisiert, damit seine dynamische Wirkung zur Entfaltung kommt, wie im Beispiel der Leukozyten erläutert.
Die ausreichende Zufuhr molekularen Sauerstoffs, sei es über die Atmung oder peroral oder über andere Wege, sichert zunächst nur das quantitative Angebot. Wie wir gesehen haben, bedarf es jedoch einer Reihe chemischer Reaktionen damit Radikale entstehen. Ihre Generierung ist sozusagen vom Organismus erwünscht, und wie man sieht sind sie notwendig. Die Konzentration von Radikalen pendelt auf dem schmalen Streifen zwischen Lebensimpuls und Zerstörung oder zwischen Ordnung und Chaos. Der Intelligenz des inneren Arztes bleibt es letztlich überlassen, wie er mit dem ihm zur Verfügung stehenden Oxydations- und Reduktionspotential die Radikalen zuläßt oder in die Schranken weist. Es geht immer um die Erhaltung des Gleichgewichtes der polaren Kräfte, wie in allem.

Welche internen Mechanismen aktivieren das antioxydative System?

Das Gleichgewicht zwischen Radikale und antioxydativem System
Wie wir gehört haben vermehren sich bei körperlicher, psychischer und toxischer Belastung freie Radikale und stören das Redox-Gleichgewicht. In vielen Fällen ist es der Sauerstoffmangel, die Hypoxie, der dieses Gleichgewicht kippt, ob durch äußere oder innere Einwirkung ist dabei zweitrangig. Am empfindlichsten reagiert das Radikalenfängersystem auf Sauerstoffmangel, denn die Dynamik der antioxydativen Schutzeinrichtungen hängt direkt von der ausreichenden Sauerstoffzufuhr ab. Ist aber die Präsenz der enzymatischen Radikalenfänger geschwächt, dann kippt das Gleichgewicht und die Radikalen gewinnen die Oberhand. Die internen, antioxydativen Schutzeinrichtungen haben ja nur die Aufgabe, die Aktivität der Radikale in Schach zu halten. Zu diesem Zweck braucht das antioxydative System einerseits ein vermehrtes Sauerstoffangebot, am besten über perorale Sauerstoffgaben, andererseits die nutritive Unterstützung, durch Vitamine und Vollwertkost. Zudem sollte regelmäßiger, moderater Sport zur Gewohnheit werden, der wie gezeigt das antioxydative System physiologisch stimuliert.

1. Die interne, enzymatische Radikalabwehr

a) Die Superoxyd-Dismutasen (SOD), die erstrangigen Radikalfänger

In hoher Konzentration kommt die Superoxyd-Dismutase in der Leber, Niere und in den Gehirnzellen sowie in den roten Blutkörperchen (Erythrozyten) vor, wo die Mitochondrienzahl am höchsten ist. In diesem wichtigen Enzym befinden sich im zentralen Teil (Aktionszentrum) die Metallionen Zink, Kupfer und Mangan. Während die zink- und kupferhaltige SOD als Doppelmolekül außerhalb der Zellen auch im Bindegewebe vorkommt, ist die kupfer-manganabhängige in einer Viererformation innerhalb der Mitochondrien lokalisiert.[66] Man nimmt an, dass letztere etwa 80% des Superoxydanionradikals in Schach hält. Das mitochondriale Schutzsystem der SOD baut Radikale stufenweise ab oder verhindert ihr Entstehen. Beim Abbau zerlegt sie Radikale in harmlosere, weniger reaktive Verbindungen z.B. in Wasserstoffperoxyde. Überdies behebt sie auch Schäden, die auf der Lipid-, Protein- und DNS- Ebene entstehen. Man schätzt, dass die SOD täglich etwa 10.000 *oxydative hits* enzymatisch neutralisiert bzw. transformiert, eine gigantische Leistung (J. Frank, 1997 [67]). Besonders die in den Membranen eingelagerten mehrfach ungesättigten Fettsäuren sind von den *hits* betroffen (Lipidperoxydation) und bedürfen der ständigen Überwachung. Orr und seine Mitarbeiter konnten 1994 [68] in Versuchen mit transgenen Fliegen zeigen, dass die Erhöhung der SOD deren Lebensdauer um ein Drittel verlängerte. Der Verdacht, dass der Mangel effektiver Radikalfänger den vorzeitigen Alterungsprozess auslöst, ist damit erhärtet, siehe auch S.33. Daher ist die nutritive Substitution der Spurenelemente Kupfer, Zink und Mangan für die Funktion der SOD, aber auch noch anderer Enzyme unerlässlich..

b) Selen, Methionin und Cystin

Ein weiterer wichtiger intrazellulärer Schutzstoff ist das Selen. Das Spurenelement Selen, das im Körper an die Aminosäure Methionin bzw. an das schwefelhaltige Cystin (eine Vorstufe von Glutathion) gebunden ist, ist Co-Faktor der Glutathionperoxydase und muss in ausreichender Menge zur Verfügung stehen. Bei Selenmangel entsteht auch ein Mangel an Glutathionperoxydase, was das Radikalenrisiko erhöht und negative Folgen für den Bestand der Zellmembrane hat.

c) Das Enzym Glutathionperoxydase (GPO)

Das Protein Glutathion kommt in allen Zellen in relativ hohen Konzentrationen vor und wirkt bei der Zellentgiftung und Reparatur multifunktional. Ähnlich wie die SOD hat es antioxydative Breitenwirkung. Glutathion wird zu 90% in der Leber synthetisiert. Aus Glutathion wird in aktivierter Form das Enzym Glutathionperoxydase (GPO). Dieses wichtige Enzym befindet sich in den roten Blutkörperchen und bietet einen wichtigen Schutz vor der Peroxydation lipidhaltiger Membrane. Es reduziert Wasserstoffperoxyde wie auch Lipidhydroperoxyde u.a..

Während sportlicher Aktivitäten wird Glutathion vermehrt ins Blut ausgeschüttet, weil durch das zunehmende Sauerstoffdefizit (marginale Hypoxie) ein Ungleichgewicht zugunsten der Radikale droht. Das Enzym Glutathionperoxydase ist im Blut ein allgegenwärtiger Wächter und, sofern es genügend präsent ist, hält es Radikale in Schach. Dosierter Sport z.B. leichtes Jogging, schnelles Gehen oder Radfahren erhöht die Präsenz der GPO und mindert das oxydative Stressrisiko.

2. Externe, nutritive Stimulanzien

Vitamine, Pflanzenbegleitstoffe oder Scavenger

Große Interventionsstudien in Finnland (Caret-, ATBC-, Hope-Studie) zeigten, dass die Verabreichung hoher antioxydativer Vitamindosen, die Radikalfreisetzung nicht immer verhindern kann. In einigen Fällen bewirkte sie das Gegenteil. Bei der Frage wie hoch die Vitamindosen sein sollten und inwieweit Vitamine pflanzlicher Herkunft den synthetischen überlegen sind, gehen die Ansichten weit auseinander. Allgemein herrscht darüber Einigkeit, dass die antioxydative Enzymausstattung einem ständigen Verschleiß unterliegt und ein wichtiger Faktor des Alterns ist. Man ist sich auch darin einig, dass den Enzymen alle erforderlichen Co-Faktoren in ausreichender Menge benötigen, um ihre Regeneration zu gewährleisten. Bis heute sind fünfundvierzig Nährstoffe als unentbehrlich für die Versorgung des menschlichen Organismus bekannt. Fehlt ein Teil dieser essentiellen Nährstoffe, so kommt es früher oder später zu Mangelerscheinungen und Funktionsstörungen. Ebenso sind mindestens 15 Spurenelemente essentiell, am besten in ihrer natürlichen pflanzlichen Matrix: Zn, Fe, Mn, Co, V, Cr, Ca, Se, Mo, Cu, Sn, As, Si, F, und J, sowie alle entsprechenden Vitamine. Diese nichtenzymatischen Scavenger, haben nur eine Hilfsfunktion und dienen den Enzymen als Arbeitsmaterial oder Werkzeuge, sind daher einer ständigen Abnutzung ausgesetzt, siehe S.61. Pflanzliche Vitamine und Gemische können sich während der enzymatischen Aktivität, schneller regenerieren, was bei den synthetisch hergestellten weniger der Fall ist. Regenerationsbeispiele dafür gibt es mehrere z.B. die Wechselwirkung zwischen Vitamin C und Vitamin E; dabei spielt die Ascorbinsäure eine wichtige Rolle bei der Abwehr von Sauerstoffradikalen. Vitamin C ist ein Spintrapper für das wasserlösliche Peroxylradikal und wesentlich an der Regeneration des Alpha-Tocopherols vom Tocopherylradikal beteiligt.[69] Auch ist erwiesen, dass *das organisch gewachsene Selen* z.B. auf Hefezellen (der Co-Faktor der Glutathanionperoxydase) wesentlich mehr bioverfügbar ist, als das aus anorganischen Quellen stammende, das nur zu einem Zehntel verwertbar ist.[70] Die volle Bioverfügbarkeit ist entscheidend! Bislang kennt man acht verschiedene Tocopherolstrukturen (Stereoisomere des Vitamin E). Sieben davon lassen sich auch künstlich herstellen! Das *all-rac-alpha*-Tocopherol oder das *d,l-alpha*-Tocopherol wird z.B. aus Trimethylhydrochinon (TMHC) kondensiert und ist fragwürdig. Seine chemische Struktur können die Enzyme im ungünstigsten Fall, nur bis zu 21% ablesen und verwerten, ähnlich wie beim anorganisch gewonnenen Selen. Die Hersteller müssen synthetische Vitamine entsprechend kennzeichnen. Steht vor dem alpha ein dl, also **d,l**-alpha, oder ein all-rac, also **all-rac**-alpha, dann ist es eine synthetische Mischung aus den acht o.g. Strukturen und nicht zu empfehlen, da die volle Bioverfügbarkeit nicht gewährleistet ist. Steht dagegen nur ein d, also **d**-alpha, oder **RRR**-alpha, dann dürfte das Vitamin aus pflanzlichen Ölen gewonnen sein z.B. aus Sojabohnenöl oder Weizenkeimöl. [71] Zwar ist die synthetische Ascorbinsäure (Vitamin C) mit der natürlichen völlig identisch, doch fehlen ersterer die sekundären Begleitstoffe, von denen wir weiter unten noch mehr hören werden. Ob die synthetische Ascorbinsäure auch pflanzliches Vitamin E regenerieren kann, ist fraglich und eher zu verneinen. Meine Auffassung ist, dass synthetische Vitamine nicht regenerierbar sind und sich auch gegenseitig nicht regenerieren können, daher auch sehr schnell verbraucht werden. Da wundert es nicht, wenn hochkarätige Nobelpreisträger hohe Dosen empfehlen. Es besteht auch der Verdacht, dass die nicht zu verwertenden Vitamin-Moleküle möglicherweise als schädliche Metaboliten ungünstig auf den Stoffwechsel einwirken. T.G. Randolph, ein anerkannter Allergologe [72] stellt fest, dass synthetische Vitamine eine allergische Disposition aktivieren können, wohl am ehesten die aus Erdölderivaten. Auch die Wechselwirkung zwischen A und E ist wichtig und zeigt wie notwendig natürliche Vitamine sind. Das fettlösliche Vitamin A z.B. steht mit Vitamin E in enger Wechselbeziehung. Vitamin A wird durch E vor Oxydation geschützt und bewirkt, dass es in der Leber gespeichert werden kann. *Wer A sagt, muss auch E sagen,* so könnte man in Bezug auf diese beiden Vitamine sagen, denn ohne Vitamin E kann A seine Aufgaben nur unzureichend erfüllen. Aus diesen Überlegungen sollten Vitamine pflanzlicher Herkunft sein und stets als Komplexmittel verabreicht werden, um die volle Bioverfügbarkeit sicherzustellen. Die natürlichen Komplexmittel ergänzen und verstärken sich, wirken synergistisch und sie regenerieren sich gegenseitig. Zudem sollte man sie als Pflanzenextrakt in ihrer natürlichen Matrix einnehmen. In der Pflanzenmatrix wirken viele sekundäre Phytofaktoren mit z.B. die Blütenpollen, deren Pflanzenfarbstoffe noch längst nicht erforscht sind. Weil der Vitamingehalt in Pflanzenextrakten niedrig ist, ist eine Überdosierung kaum möglich, doch dafür sind sie auch dynamischer, z.T. um das Fünffache, und sie haben eine erheblich längere Wirkung; insofern gleichen sie die niedrige Konzentration wieder aus, siehe auch S.107.

Vitamingewöhnung?

Heute, wo die Lebensmittel durch rüde Bearbeitungsmethoden vielfach degeneriert sind z.B. die radioaktive Strahlenkonservierung des Obstes und Gemüse, stehen wir vor einem Dilemma. Einerseits müssen wir auf vitaminisierte Nahrungsergänzungsmittel zurückgreifen um den Mangel auszugleichen, andererseits besteht die Gefahr dass bei allzu intensiver Einnahme auch gesundheitliche

Nachteile entstehen können. Wer sich zu sehr daran gewöhnt und aus irgendwelchen Gründen für längere Zeit mit der "Vitaminisierung" aussetzen muss z.B. infolge finanzieller Einschränkungen, Versorgungsengpässe im Ausland oder Gefangenschaft etc., der wird um so mehr das Fehlen seiner "*goldenen Püppchen*" spüren. Es besteht auch die Gefahr, dass die Darmschleimhautenzyme ihr Gedächtnis für die Vitaminresorption teilweise verlieren und nicht mehr wissen, wie sie die Co-Faktoren aus der Nahrung herauslösen sollen. In einer solchen Situation, kann das Gleichgewicht zwischen Radikalen und Radikalfängern negativ kippen, und Radikale zerstören dann in kurzer Zeit das, was der Vitaminkonsument über lange Zeit unbedingt verhindern wollte. Der Alterungsprozess galoppiert möglicherweise dann ungebremst voran. Wer den Körper zur bloßen Vitaminfuttergrippe macht, setzt fatale Gewöhnungseffekte, die das Abwehr- und Enzymsystem langsam aber sicher einschläfern. Es wird träge und immer mehr inaktiviert, da der dynamisch-stimulierende Reiz fehlt!

Sekundäre Pflanzenbegleitstoffe, die Vitamine des dritten Jahrtausends

Die sekundären Pflanzenbegleitstoffe bilden die Grundlage der pflanzlichen Matrix, ähnlich wie das Bindegewebe in tierischen Organismen. Sie regeln und erhalten das Wachstum und den Stoffwechsel der Pflanze, und immunisieren gegen Schädlinge. Maßgeblich sind sie am Einbau und der Positionierung pflanzlicher Vitamine und Wirkfaktoren beteiligt z.B. in der Ölmatrix - die fettlöslichen Vitamine. Durch die ordnende Übertragungsfunktion der Pflanzenbegleitstoffe, können die Vitamine, Mineralien, Spurenelemente, Abwehr- und Farbstoffe eine effektivere Redoxwirkung entfalten. Quasi sind sie die Disponenten der Vitamine, wodurch letztere von den Enzymen als Co-Faktoren besser verwertbar sind. Die hohe antioxydative Wirkung mancher Pflanzenbegleitstoffe z.B. die Weinphenole, übersteigt die der Vitamine bis zu 25%.[73] Zu Recht bezeichnet man sie neuerdings als die Vitamine des dritten Jahrtausends.

Solche sekundären Begleitstoffe sind z.B. *Phytinsäure, Farbstoffglykoside, Phytosterine, Polyphenole, Phytoöstrogene, Sulfide, Saponine, Glucosinulate, Monoterpene, Carotinoide, Eiweißhemmstoffe* [74] u.a., dazu zwei Beispiele:

1. In der Gruppe der Polyphenole kommt den Flavonoiden als Antioxydantien besondere Bedeutung zu z.B. dem Anthocyanin. Vitamin C, das neben dem Betacarotin die stärkste Nutriprävention in der Nahrungsergänzung hat, steigert in Verbindung mit dem Anthocyanin seine Wirkung um das Fünffache, läßt sich also mit diesem Begleitstoff medikamentös auch gegen Krebs einsetzen.
2. Polyphenole haben noch eine andere wichtige Eigenschaft: Sie helfen der Atmungskette das Gleichgewicht zwischen Oxydation und Reduktion aufrechtzuerhalten und verlängern die Wirkung der Vitamine. Einen sehr hohen Anteil an Polyphenole enthält z.B. die Haut der roten Weintraube (Weinphe-

nole). Dementsprechend soll der italienische Rotwein (Verona-Traube) ausgleichende Eigenschaften haben und mäßig getrunken ein gutes Nahrungsergänzungsmittel sein. Wirksamer ist allerdings der Extrakt, der heute in Kapseln zur Verfügung steht (Res Vin).

Das Geheimnis ist also die richtige Mischung der Vitamine mit sekundären Begleitstoffen und inwieweit letztere in den Nahrungsergänzungsmitteln frei von Kontaminationen sind. *Die Begleitstoffe, auch als die Vitamine des dritten Jahrtausends bezeichnet,* bahnen den Vitaminen, Spurenelementen und Mineralien sozusagen den Weg zu ihrer optimalen Verstoffwechslung und Schutzwirkung.

Das verwirrende Angebot an Nahrungsergänzungsmitteln und Vitaminen verunsichert Laien wie Therapeuten gleichermaßen und es gibt nur wenige, wo die sekundären Begleitstoffe als natürliche Gemische mit den Vitaminen schonend verarbeitet sind. Wichtig ist vor allem die Herkunftskontrolle! Nur solche Pflanzenextrakte die auf eine langjährige Anbauerfahrung zurückgreifen, erfüllen die gestellten Anforderungen. Bodenfreundliche, ökologische Anbaumethoden in industriefernen Regionen sind ebenso wichtig. Für eine gute Qualität garantieren ferner, die Weiterverarbeitung vom eigenen Anbau bis zum fertigen Endprodukt, möglichst auf eigenen Farmen, unter ständiger Laborkontrolle. Sind diese Kriterien erfüllt, dann ist alles okay.[75]

Fazit

Ob Vitamine oder sekundäre Begleitstoffe: Antioxydantien isoliert gegeben unterstützen zwar das Radikalfängersystem vor größeren Einbrüchen, können aber nicht verhindern, dass die antioxydative Kapazität langsam und unmerklich absinkt, da sie ein nur passives und quantitatives Angebot sind, aber nicht wirklich stimulieren. Grundsätzlich bin ich nach wie vor für eine vitaminreiche, biologische Vollwertkost, aus welcher der Körper die Vitamine, Mineralien und Spurenelemente selber herauslöst und so dem Stoffwechsel ein individuelles Gemisch anbietet, vorausgesetzt, alles wird gut gekaut und verdauungsfähig gemacht. Gut gekaut ist halb verdaut! Andererseits sind die Lebensmittel nicht mehr das was sie früher waren. Es fehlt die Frischequalität und es fehlen vor allem die natürlichen Wachstumsbedingungen. Die glänzende, holländische Turbo-Tomate, mag im Spotlicht noch so appetitlich aussehen, ihr biologischer Nährwert ist gleich Null; das gilt heute auch für einige andere Gemüsesorten. Die zusätzliche Vitamin-Einnahme wird, so sieht es jedenfalls aus, eine immer wichtigere Ergänzung.

Vitamindosierung in der peroralen Sauerstoffanwendung

Immer schon macht die Dosis, dass ein Ding oder ein Stoff zum Gift wird, so sagte sinngemäss unser Altmeister Paracelsus schon vor 500 Jahren. Sowohl Sauerstoffwasser als auch Vitamine können in zu hoher Dosierung einen negativen Umkehreffekt haben und gerade den wollen wir ja vermeiden. Werden Vitamine isoliert ohne ihre pflanzliche Matrix und hoch dosiert verabreicht, so blokkieren sie die physiologischen Abläufe in den Zellen, wie z.B. das Vitamin A, das in hohen Dosen toxisch ist. In den randomisierten Doppelblindstudien von Prof. Schoenberg stellte sich heraus, dass bei Sportlern nach peroraler Sauerstoffzufuhr die Vitamine, die im Plasma im Normbereich lagen, die Radikalfreisetzung nicht wesentlich reduzierte. Deshalb war es mir vor diesem Artikel ein ernstes Anliegen mit einigen Experten bzgl. der Vitamindosierung, bei der peroralen Sauerstoffanwendung Rücksprache zu halten, zum einen mit Prof. A. Pakdaman, zum anderen mit dem Labormediziner Dr. med. Dr. rer. nat. F. G. Staber. Beide konnten mir hierzu keine verbindlichen Empfehlungen geben. Die Forschungsergebnisse, so hieß es, seien nicht hinreichend, es gäbe noch keine gesicherten Erkenntnisse darüber, ob der regelmäßige Konsum von oxygeniertem Wasser einen höheren Bedarf an Antioxydantien erforderlich mache. Die antioxydativen Vitamine A, C, E, Selen u.a. sind zwar mittels HPLC leicht bestimmbar, doch gäbe es zu große Schwankungen des individuellen Vitaminbedarfes, und eine entsprechende randomisierte Doppelblindstudie im Zusammenhang mit peroraler Sauerstoffeinnahme, fehle noch und sei überdies sehr aufwendig. Prof. Pakdaman, der die perorale Sauerstoffanwendung einführte und die umfassendste und längste klinische Erfahrungen hat, versicherte mir, dass ihm bislang kein einziger Fall mit Nebenwirkungen bekannt sei, im Gegenteil: Der perorale Sauerstoff schwäche allgemein *unerwünschte Nebenwirkungen* ab, verstärke aber die Hauptwirkung. Bei der Vitaminwirkung müsste dies genau so sein. Auf Grund der Untersuchungen von Prof. Schoenberg gehe ich davon aus, dass ein halber Liter Sauerstoffwasser in etwa die gleichen Veränderungen im Blutbild hervorruft wie ca. eine Stunde lockerer Dauerlauf oder zügiges Radfahren und dass der Bedarf an Vitaminen bzw. Antioxydantien, sich danach richtet. Meine Empfehlungen orientieren sich also nach den allgemeinen Dosisangaben der Sportmedizin. Dennoch muss ich darauf hinweisen, dass für die hier angegebene Dosierungen keine Garantie und auch keine Haftung übernommen wird.

Sauerstoff und Farbschwingungen

Ich möchte noch kurz auf die Anregung der Sauerstoffverwertung mit Farbschwingungen eingehen, die von Dr. med. Ghadiali erforscht wurde. Er war nicht nur Arzt, sondern auch Physiker und Biochemiker und beschäftigte sich viele Jahre lang mit der biochemischen Wirkung der Farbtherapie. Er kam zu dem Ergebnis, dass die Farbschwingungen der Spektralanalyse auch eine spezielle, physiologische Wirkung auf Mensch, Tier und Pflanzen ausübt. Nach seinen Beobachtungen regen Farben biochemische Funktionen an z.B. Rot und Orange die Vitamin A-Verwertung, die gelben Farbstoffe, bekannt als Flavone, sollen die Fließeigenschaften des Blutes verbessern, die Kapillardurchlässigkeit fördern, den Kreislauf anregen, sowie die Harnausscheidung steigern. Grüne Farben (Chlorophyll, Magnesium) sollen der Übersäuerung entgegenwirken. Rötliche, blaue und violette Farbpigmente, die immer glykosidisch (Zucker) gebunden sind, sollen die Sauerstoffverwertung verbessern und eine regenerierende Wirkung haben.

Element	**Farbanregung**
Sauerstoff	durch blaue Farbschwingungen
Wasserstoff	durch rote Farbschwingungen
Stickstoff	durch grüne Farbschwingungen
Kohlenstoff	durch gelbe Farbschwingungen

Empfehlung für Vitamin-Tagesdosis

Betacarotinoide	10- 15 mg
Vitamin A	2 mg
Vitamin D	5 ug
Vitamin E	30 mg
Vitamin K (Pflanzenöle)	0,2- 1 mg/kg (bei 75 kg 75 mg)
Vitamin B1	3 mg
Vitamin B2	3 mg
Vitamin B6	3 mg
Vitamin B12 (Cobalamin)	6 ug
Folsäure	300 ug
Biotin	60 ug
Niacin	40 mg
Pantothensäure	10 mg
Vitamin C	100 mg

1 mg (Milligramm) = 1/1000 Gramm
1 ug (Nanogramm) = 1/1000 Milligramm

Bemerkung
Die hier angegebene Dosierung berücksichtigt nicht die verstärkende Wirkung der Pflanzenbegleitstoffe im Verbund mit den Vitaminen in naturreinen Pflanzenextrakten. Geht man davon aus, dass diese die Stoffwechseleffektivität der Vitamine, um das Fünffache steigern können, so würde für jedes Vitamin auch eine erheblich niedrigere Dosis genügen, insbesondere bei den Antioxydantien.

Die Stimulation des antioxydativen Systems durch Bewegung und perorale Sauerstoffgabe

Das antioxydative System wird am besten durch aktive Stimulation auf Trab gehalten z.B. auch durch Abhärtungsmaßnahmen. Durch perorale Sauerstoffaufnahme kann es auf höherem Niveau gehalten werden. Weiter oben haben wir gehört, dass es entscheidend darauf ankommt die mitochondrialen Schutzsysteme, allen voran die SOD, anzuregen. Wenn diese Radikalfänger sich mit einer leicht erhöhten Sauerstoffdosis konfrontiert sehen, dann ist das wie ein kleiner Nadelstich - ein Trainingsreiz, der ihre Einsatzbereitschaft steigert. Die höchste Konzentration der SOD sowie der GPO ist in der Leber. Sie wird bei der peroralen Sauerstoffaufnahme über das Darmblut zuerst damit konfrontiert. Ihre antioxydativen Enzymsysteme sind zuerst herausgefordert, müssen sich sofort damit auseinandersetzen. Da die GPO ihren Entstehungsort in der Leber hat, in höheren Konzentrationen aber auch in den roten Blutkörperchen vorkommt, löst dies nachhaltige Kettenreaktionen aus, deren Resonanzen das gesamte antioxydative System von Kopf bis Fuß erfassen. Daraus erklärt sich für mich nach Genuss von Sauerstoffwasser die schnelle Erweiterung der venösen Bauchgefäße und der rasante Anstieg des Sauerstoffpartialdruckes. Die Resonanzen erreichen auch die Abwehrzellen und die gesamte Population und Migrationsdynamik der Immunozyten, Granulozyten und Makrophagen sowie bestimmter Lymphozyten (T und B).Da die perorale Sauerstoffaufnahme im Vergleich zur Lunge relativ niedrig dosiert ist und die Sauerstoffsättigung auf 24 h gerechnet höchstens um 3,33% (+/-10%) ansteigt, wirkt dies auf die antioxydativen Enzyme und Entgiftungssysteme wie ein milder Stimulus, der die Radikalfänger systematisch trainiert und nicht überfordert. Hier kommt das alte Lebensprinzip zur Geltung: *"Schwache Reize fachen die Lebenstätigkeit an, mittelstarke beschleunigen sie, starke hemmen, und stärkste zerstören sie."*

Durch das Trinken von sauerstoffreichem Wasser entscheidet der Körper somit selbst *wie und wo* er seine Abwehrsysteme aktiviert und welche Maßnahmen er einsetzt. Es wäre sehr gut, wenn sich die moderne Immunforschung mit diesen Erkenntnissen ernsthafter auseinander setzen würde.

Getränketips zur oxydativen Schonung

Nach der enzymatischen Aufspaltung im Darm müssen die z.T. oxydierten Nährstoffe in den Organzellen der Leber weiter zerlegt werden. Naturgemäß sind daher solche Lebensmittel von Vorteil, welche die antioxydative Kapazität weniger strapazieren und die entsprechenden Ressourcen schonen. Sie helfen bei der Verwertung und können den oxydativen Stress in der Zelle verringern. Lebens- und Nahrungsergänzungsmittel, die reduzierend wirken, d.h. ihren Elektronenüberschuss abgeben, helfen den Enzymen Radikale zu neutralisieren, und verbessern das Redoxpotential in der Atmungskette (Cytochromoxydase und Katalase) wodurch die Energiegewinnung und Wassersynthese gesteigert wird.
Die biologische Wertigkeit lässt sich daher auch im Redoxpotential darstellen. Je höher dieser Messwert, desto geringer das reduktive Potential. Die besten Ergebnisse zeigen naturbelassene Lebensmittel, die schonend zubereitet sind (H. Heine, 1997 [76]). Bei Messwerten ab 200 mV, geht die reduktive Möglichkeit drastisch zurück und fördert die Radikalbildung und damit den oxydativen Stress, infolge falscher Ernährung. Wie Sie aus u.a. Tabelle entnehmen können, sind vor allem die Milchgetränke unübertroffen. Das antioxydative Potential der Milch wird durch Lactoferrin, Lysozym u.a. Stoffe bestimmt. Früchtetees und natürliche Fruchtgetränke, aber auch Rotwein (polyphenolhaltig) und Bier wirken noch antioxydativ. Schädlich sind dagegen die Kunstgetränke, die u.a. wegen ihres Phosphatüberschusses die Aufnahme von Mineralien und Spurenelementen erschweren. Welche Lebensmittel wirken reduzierend?

Tabelle (nach Kuklinski 1995)

Getränke	mV
Frische Muttermilch	23
Frische Kuhmilch	129
Pasteurisierte Milch	130
H-Milch	162
H-Milch +Vollkornbrot	157
Kräuter- und Früchtetees	97-100
Grüner Tee	135
Orangen- Fruchtsaft	150-168
Rotwein	165
Vollbier (Pilsener	177
Erfrischungsgetränke	
Zucker- und phosphathaltige Getränke	234-283
Zitrushaltige Kunstgetränke	299-304

Bemerkung

Aus Gründen des Wettbewerbes dürfen wir hier keine Markennamen nennen.

Ein Plädoyer für Wasser

1995 schrieb der iranische Arzt und Systemkritiker, Faridun Batmanghelidj das Buch: *Wasser die gesunde Lösung,*[77] mit dem er bei all denen einen Hit landete, die von der gegenwärtigen Medizin enttäuscht waren. Doch gleichzeitig zog er sich auch den Ärger der Pharmaindustrie und der Ärztelobby zu, die seither versuchen ihn an den gesellschaftlichen Rand zu drängeln. Immer dann, wenn ein Forscher oder Wissenschaftler eine Selbstverständlichkeit in Frage stellt, bekommt er Krach mit denen die mit solchen Selbstverständlichkeiten Riesengewinne einstreichen z.B. mit der Pharmaindustrie, für die die Notwendigkeit von Medikamenten selbstverständlich ist. Batmanghelidj sieht in einem Glas Wasser mehr Zauberkraft, als in jedem Medikament. Für ihn sind Schmerzen, egal wo auch immer, nichts weiter als *Durstschreie* eines kranken Körpers, dem durch viel trinken abgeholfen werden kann. Wird dem Körper genügend Wasser zugeführt, dann verschwinden die meisten Symptome - ohne teure Medikamente und ohne schädliche Nebenwirkungen. Für ihn ist das längst erprobte Realität, denn nicht nur während seiner iranischen Inhaftierung, auch in den USA, wohin er 1983 emigrierte, hat er es an Tausenden ausprobiert und seine kühne These mit zig Fallbeispielen untermauert. Magengeschwüre, Verdauungsbeschwerden, Bluthochdruck, Herz- und Rückenbeschwerden, Übergewicht, Diabetes, Allergien, Asthma, unklare Schmerzzustände, Müdigkeit, Migräne, selbst Krebs, AIDS und Alzheimer hat er damit geheilt, und letztere sieht er als Folge eines chronischen Wasserentzuges im Gehirngewebe (Gehirndehydrierung).

Hinter allen Allergien steckt für den 69-jährigen Batmanghelidj das Histamin, dessen übersteigerte Freisetzung für ihn ein Parameter zunehmender Entwässerung des Körpers ist. Je weniger Histamin im Gewebe freigesetzt wird, um so besser der Wasserzustand des Organismus und umgekehrt. Wird dem Körper genügend Wasser zugeführt, so geht das überschüssige Histamin auf Normalwerte zurück und die Symptome wie Allergien, Asthma und Ausschläge verschwinden. Nach Batmanghelidjs Erfahrungen zeigen sich schon nach ein bis zwei Wochen eindeutige Besserungen. Wasser ist für diesen ungewöhnlichen Arzt das elementare Lösungsmittel, das alle Funktionen des Körpers regelt. Auch in den feinsten Mikrokanälchen aller Zellen z.B. in den Knochen- und Knorpelzellen, regulieren Wassermoleküle die Funktionen sämtlicher Lebensvorgänge z.B. alle enzymatischen Aktivitäten, wie wir dies schon im Zusammenhang mit dem Sauerstoff hörten. Die Nervenzellen des Gehirns reagieren auf Wassermangel besonders empfindlich und senden nach Batmanghelidj sofort Schmerzimpulse aus, die erst dann wieder aufhören, wenn der Körper genügend Wasser erhält. Wasser hat demnach eine viel größere Wirkung und er kreidet der Schulmedizin an, dass sie die medizinische Bedeutung des Wassers aus Gründen der Profitgier absichtlich herunterspielt. Er fordert zum Umdenken auf, weg vom Paradigma, wonach das Wasser nur ein Lösungsmittel, ein Raumfüller oder ein Transportmittel sei, und somit zwingend ein Körper übrig bleibe, der nur noch Reagenzglasfunktion habe. Gefangen in solchen Denkmustern, könne die große Mehrheit der Ärzte einfache Symptome nicht mehr verstehen und deute sie mit intellektueller Akribie in komplizierte Sachverhalte um. Batmanghelidj spricht hier vom intellektuellen Gefängnis, in dem die medizinischen Wissenschaften seit langem eingesperrt seien. Seiner Meinung nach, diene die ganze Organisation des Gesundheitswesens nur dessen Betreibern und nicht den Patienten. Batmanghelidj vergleicht den dehydrierten (ausgetrockneten) Körper mit einem Auto, das zu lange und zu schnell bergauf fahre und nun eine Wassertankpause einlegen muss. Alle Symptome sieht er deshalb nur als Ausdruck von Durst, Wassernot und Trockenheit in Zellen und Gewebsräumen. Das Symptom sei dabei nicht Ausdruck eines lokalen Geschehens, sondern stets Ausdruck eines generellen Wassermangels, womit er alle Berufsstände der Medizin beinahe überflüssig macht und verständlicherweise bei Medizinern, Alternativheilern und besonders bei der Pharmaindustrie auf schärfste Kritik stößt. Deshalb ist er auch konträr auf Schmerzmittel eingestellt, die den Wassermangel noch mehr verschlimmern. Volkstümliche Aufputschmittel wie Kaffee, Schwarztee und Cola sind für ihn klassische Entwässerungsmittel und stehen bei ihm auf der schwarzen Liste. Deren besondere Gefahr sieht er darin, dass sie *das Durstgefühl* allmählich einschläfern und, trotz reichlichen Konsums, den Körper in eine stetig steigende Wassernot hineintreiben. Nutzen hätten davon nur die multinationalen Hersteller, ähnlich wie die Pharmakonzerne, die vor allem die jüngere Generation davon abhängig machen. Batmanghelidj wirft dies der Industrie vor und sieht z.B. im Cola eine gefährliche Einstiegsdroge; die "Colaholics" sind für ihn Dehydrationsopfer mit einem großen Krankheitspotential.

Würdigung eines Therapieansatzes

Batmanghelidjs quantitativer Ansatz, wonach es wesentlich auf die Wassermenge ankomme, entspricht ebenso der quantitativen Anregungsenergie des Sauerstoffs, die ich hier vertrete. Wir sitzen sozusagen im gleichen elementaren Boot des Lebens. Die Lebens-Vermittler Wasser und Sauerstoff, die der Organismus ständig verbraucht und von denen er auf Leben und Tod abhängig ist, sind fundamental. Ihre Verfügbarkeit entscheidet über die Frage von Sein oder Nichtsein. Es geht hier letztlich um *Alles oder Nichts* und ich finde es kindisch über qualitative Aspekte zu streiten. Wasser und Sauerstoff waren schon da, bevor lebende Organismen aus den Urozeanen hervorgingen und alle mussten ihren Stoffwechsel auf die Quantität und Qualität dieser Elemente einstellen und nicht umgekehrt. Die dynamisch-energetische Seite des Wassers muss beim quantitativen Ansatz keineswegs ausgeschlossen sein, doch Vorrang hat allemal der quantitative. Entscheidet sich jemand z.B. für mehr Wasseraufnahme, so kann er sein Wasser entsprechend aufwerten z.B. mit Sauerstoff; und hier kommt der Qualitätsaspekt hinzu, den Batmanghelidj bewusst ausklammerte, um unser Bewusstsein fürs

Elementare zu schärfen. Andere mögen ihr Wasser mit Heilkräutern, Edelsteinschwingungen, Orgonenergien, rechtsdrehenden Verwirbelungstechniken (levitiertes Wasser), Wasserbelebungsgeräten, Magneten, Quarz oder mit heiligen Reliquien aufwerten, dennoch können sie die quantitativen Bedürfnisse des Organismus damit nicht wesentlich beeinflussen, denn der Verbrauch richtet sich nach den individuellen Anforderungen und nach ehernen Naturgesetzen.
Ein Beispiel wie sehr der qualitative Aspekt vom quantitativen abhängig ist: Die Enzymdynamik in den Organismen hängt z.B. entscheidend davon ab, *wieviel* Sauerstoff zur Verfügung steht. Diese hochspezialisierten Moleküle stehen auf der *qualitativen* Seite des Lebens und sind von der quantitativen gerade deshalb voll abhängig. Um es metaphysisch zu sagen: die Reihenfolge des Existierenden ist: *Sein- Wissen- Harmonie!*

1. *Sein* ist stets das Quantitative, es bildet die Grundlage und schafft die Rahmenbedingungen.
2. *Wissen* ist die Spezialisierung und Differenzierung der Lebensformen und schafft die unendliche Vielfalt und die Betätigungsmöglichkeiten.
3. *Harmonie* sorgt für Ausgleich und Integration, in der jede Existenz seinen Platz und seine Aufgabe im Ganzen findet, was schließlich zur Identität führt.

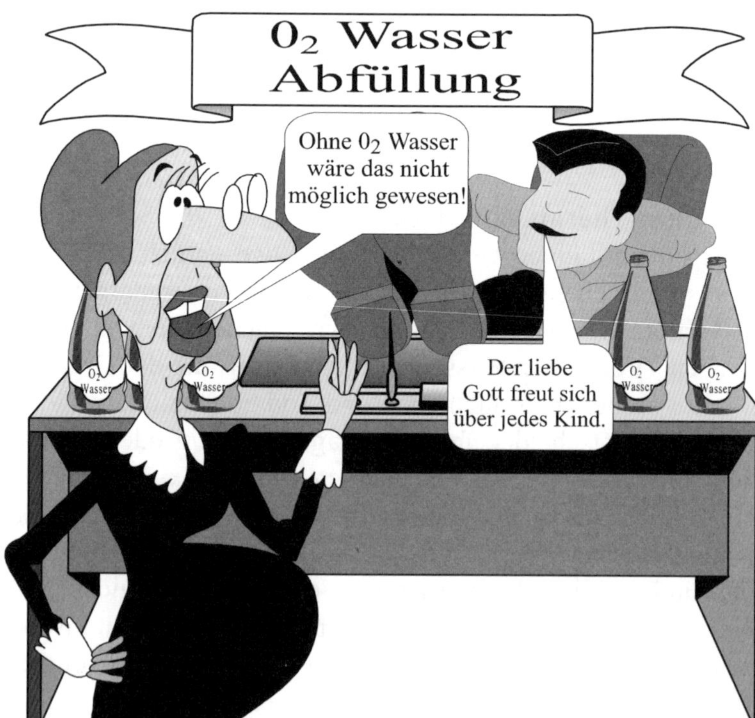

0_2 Wasser Abfüllung
Ohne 0_2 Wasser wäre das nicht möglich gewesen!
Der liebe Gott freut sich über jedes Kind.

Das zunehmend schwindende Wasservolumen im Körper

Säugling 1.Tag	80%
Säugling 3 Monate	78%
Erwachsener 25 Jahre	68%
Senior 85 Jahre	53%

Richtwerte der täglichen Wasserzufuhr in verschiedenen Altersgruppen [78]

Bis 4 Monate	800 ml
Bis 12 Monate	1000 ml
1-4 Jahre	1600 ml
5-10 Jahre	2000 ml
11-15 Jahre	2500 ml
16-19 Jahre	2600 ml
20-25 Jahre	2400 ml
26-50 Jahre	2300 ml
51 65 Jahre	2000 ml
ab 65 Jahre	1700 ml

Der prozentuale Wasseranteil im menschlichen Körper ist vom Alter und Geschlecht abhängig. Er beträgt bei der Geburt 80% und reduziert sich im Erwachsenenalter auf 70% und schrumpft bei Senioren deutlich unter 60%. Frauen haben einen etwas geringeren Wasseranteil, weil sie naturgegeben einen höheren Fettanteil aufweisen. Die Gesamtkörperflüssigkeit verteilt sich sehr unterschiedlich auf die einzelnen Körperbereiche. Etwa 9% des gesamten Körperwassers entfallen auf die Blutflüssigkeit, d.h. der Mensch verfügt trotz seines hohen Wassergehaltes keineswegs über einen jederzeit abrufbaren Wasservorrat, siehe auch Abb.12 und 13, S.116. Täglich nimmt der Mensch ca. 1 Liter Wasser aus festen Speisen auf. Er verliert jedoch über Stuhlgang, Haut und Lunge ca. 2 Liter. Daher sollte er täglich mindestens 2 Liter über Getränke aufnehmen, damit er bei einem eventuellen Mehrbedarf einen ausreichenden Flüssigkeitspuffer hat. Je weniger wir essen, um so mehr müssen wir trinken, weil das in Lebensmitteln enthaltene Wasser fehlt.

1. Die Substanzanteile des Zellplasmas

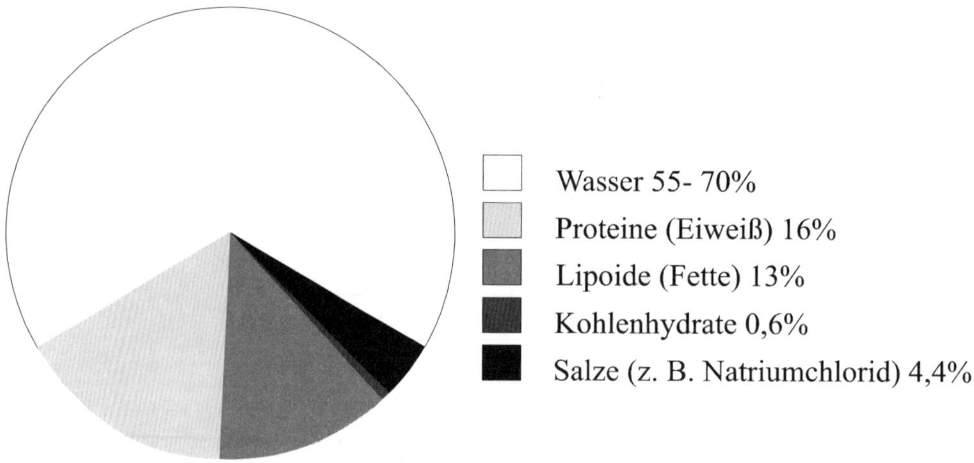

Abb. 12

2. Die Wasserverteilung in den Körperräumen

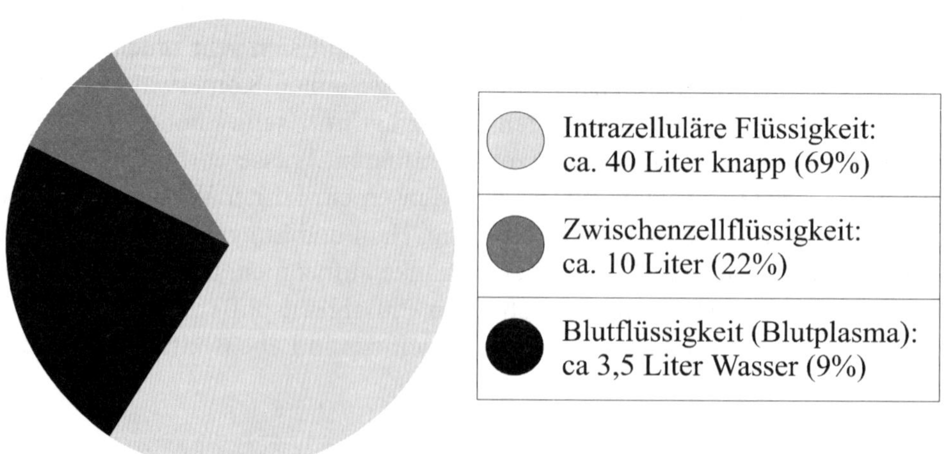

Abb. 13

Die Wirkung des peroralen Sauerstoffs auf die Haut

Schönheit kommt von innen, sagt der Volksmund und an diesem Wort ist viel dran! Wenngleich auf verschiedenen Ebenen interpretierbar, so möchte ich hier vorrangig auf die Verbesserung der Hautdurchblutung mittels Sauerstoffwassers eingehen. Die kosmetische Forschung hat bis heute viel geleistet und hervorragende Hautmittel entwickelt. Seit beinahe 30 Jahren benutze ich selber ein gutes Straffungsmittel und möchte es nicht mehr missen. Wie unentbehrlich die Beautymittel unserer Kosmetikas auch sein mögen, so können sie nur dann ihre Wirkung optimal entfalten, wenn die Hautdurchblutung stimmt. Sie ist dann gut, wenn sich ein zartrosa Unterton zeigt mit dem gewissen opalisierenden Glanz, und die Haut eine straffe, elastische Oberflächenspannung aufweist. Freilich spielt auch das hormonelle Zusammenspiel z.B. die der geschlechtsspezifischen Wachstumshormone eine Rolle, auf die wir hier aber nicht eingehen können. Die Grundlage aller körperlichen Funktionen ist stets die optimale Durchblutung, und bei der Haut ist es nicht anders. Ist die Haut schlecht durchblutet, dann fehlen der Basal- und Keimschicht die Nährstoffe, die sie für die Regenerierung dringend benötigt. Unter der Keimschicht befindet sich das Bindegewebe, aus dem die feinen Blutgefäße sprossen und ihr Durchblutungsgrad ist nicht nur für die Hautregenerierung entscheidend, sondern für alle Organe. Neben der Versorgung mit Sauerstoff und Nährstoffen ist der Abtransport von überfälligen Schlacken aus dem Eiweiß- und Kohlehydratstoffwechsel (Stickstoff, Kohlendioxyd) ebenso wichtig. Schlechte Hautdurchblutung bewirkt deshalb auch die allmähliche Hautverschlackung, deren Kennzeichen vergrößerte Poren und ein gelblich-schmutziger Schimmer ist. Die verminderte Mikro-Durchblutung kann z.B. auch durch zuwenig Bewegung in frischer Luft oder durch Unterdruck (Hypotonie) im arteriellen System entstehen, besonders nach der Regel. Andere Gründe sind vor allem bei jüngeren Frauen, Hämoglobinmangel und eine ganze Reihe suballergischer und toxischer Komponente, wie z.B. das Rauchen. Eine oft zu wenig beachtete Tatsache ist der unterschwellige Wassermangel, der bewirkt, dass das Blut sich aus der Oberfläche zurückzieht, um die lebenswichtigen, inneren Organe zu versorgen. Die Haut dehydriert immer zuerst; sie ist ein Spiegel des energetischen Status und der Durchblutung. Nehmen wir z.B. die bei jüngeren Frauen weit verbreitete Hypotonie, dann wird eines klar: Solange diese besteht, altert die Haut schneller, sie wird vorzeitig welk und faltig, trotz teurer Beautymittel. Kompetente Forscher der Kosmetikindustrie haben herausgefunden, dass schon ab 30 Jahren der Sauerstoffgehalt in der Haut kontinuierlich abnimmt. Der Grund dafür ist, weil der Sauerstoffpartialdruck im Blut bereits ab 25 Jahren sinkt und damit auch die Dynamik der Mikrozirkulation nachlässt, siehe S.34. Wenn aber der Sauerstoff durch einfache Diffusion in die Zellen gelangt, so geht das nur bei ausreichendem Sauerstoffpartialdruck. Es kommt also entscheidend darauf an ihn auf einem höherem Level zu halten und das lässt sich mit Sauerstoffwasser leicht machen. Bei regelmäßiger, peroraler Zufuhr steigt der O_2-Partialdruck durchschnittlich um 18% und damit auch der Sauerstoffanteil in den Versorgungsschichten der Unterhaut, einschließlich der Stachelzellschicht. Die Dynamik der Mikrozirkulation und die Sauerstoffsättigung nimmt in etwa um diesen Betrag zu, und das können selbst die wirksamsten Kosmetika nicht erbringen. Einen erhöhten O_2-Bedarf haben besonders die reinigenden Anwendungsmethoden in der Kosmetikbranche z.B. enzymatische Gesichtsmasken, Kräuterpackungen oder andere Verfahren, die eine tiefgreifende Hautschälung zum Ziel haben. Sie erfordern überdies auch den Vitaminschutz um Komplikationen z.B. Vernarbungen vorzubeugen etc. Die perorale Sauerstoffgabe bewirkt eine schnellere Regeneration der Gesichtshaut und die Wiederherstellung des opalisierenden Glanzes, sofern noch Ressourcen vorhanden sind. Deshalb ist die Anregung der Mikrozirkulation mit Sauerstoffwasser die effektivste und tiefgreifendste Methode und das Mittel der Wahl. Sie ist eine epidermale Reoxygenierungsmethode, welche die Wirksamkeit von Kosmetika und alle entsprechenden Behandlungsansätze potenziert und die Entschlackung der Haut bedeutend steigert.

Äußerliche Anwendung von oxygeniertem Wasser

Dr. med. Ott, der auf diesem Gebiet die meiste Erfahrung hat, berichtete, dass die äußerliche Anwendung des Sauerstoffwassers erstaunliche Wirkungen zeigt. Akne, Psoriasis, Mundaphten und Brandblasen konnte er wesentlich damit bessern. Beeindruckt war er auch von der schnelleren Wundheilung und Blutstillung, siehe im Anhang. Oxygeniertes Wasser ist äußerlich angewandt, ein hervorragendes Mittel, das porentief reinigt und gleichzeitig der Haut auch von außen mehr Sauerstoff zuführt. Die Kosmetikerinnen aber auch die Hautärzte sollten diese Mittel mehr einsetzen.

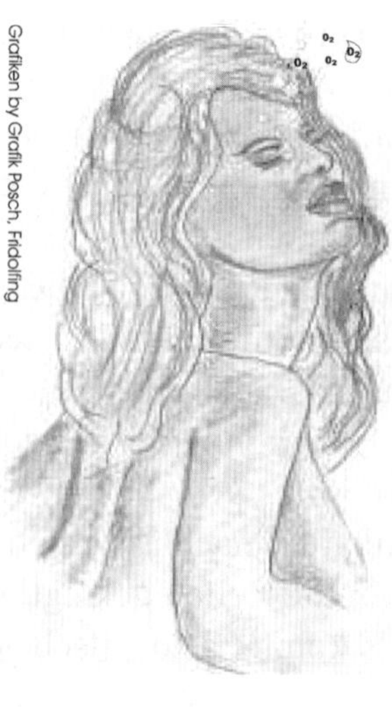

Grafiken by Grafik Posch, Fridolfing

Die Kosmetikerinnen sollten dieses Mittel mehr einsetzen.

Die Selbstentgiftung und Regenerierung niemals unterschätzen

Nochmals sei die Kernaussage dieses Buches wiederholt: Wir sollten auf keinen Fall die mitochondrialen Regenerations- und Selbstentgiftungsmöglichkeiten unterschätzen! Bietet man dem Körper genügend Sauerstoff und Wasser an, so kann er seine Systeme regenerieren und von unerwünschten Toxinen oder Homotoxinen befreien, andernfalls wäre die Spezies Mensch längst von diesem Planeten verschwunden. Das therapeutische Ziel muss es sein, den gestressten Zellen durch ein vermehrtes Sauerstoffangebot bessere Bedingungen für ihre Regenerierung anzubieten, am einfachsten mit peroralem Sauerstoff. Zusätzlich sollten Vitamine und sekundäre Pflanzenbegleitstoffe eingenommen werden, deren Redoxsysteme die Regenerierung der Atmungsenzyme unterstützen. Es kommt, wie schon an anderer Stelle gesagt, auf die richtige Anregung an. Die Enzyme, unsere fleißigen Heinzelmännchen müssen immer beschäftigt sein, das ist die beste Methode um gesund zu bleiben. Die sanfte, aber deutliche Anregung der Atmungskette ist für mich das A & O der Krebsvorbeugung und sie ist gleichzeitig Therapie. Das kann durch viel Bewegung in frischer Luft geschehen oder für die, welche nicht gut zu Fuss sind, durch die perorale Sauerstoffeinnahme. Die Verschmelzung von Trinkwasser und Sauerstoff, unseren zwei wichtigsten Lebens-Vermittlern und Anregungsstoffe, ist eine einfache aber geniale Idee, um das Problem des chronischen Sauerstoffdefizit ohne großen Aufwand und ohne Nebenwirkungen dauerhaft zu beseitigen. Dass hierzu ein Gerät, also ein Wasseraufbereiter, nötig ist, versteht sich von selbst. Ein Heimaufbereiter kann das Wasser mit gelöstem Sauerstoff maximal bis zu 80 mg pro Liter sättigen. In dieser Konzentration kommt der Sauerstoff nirgendwo in der Natur vor. Erst ab vierzig Milligramm Sauerstoff pro Liter ist eine Wirkung nachweisbar. Und nun kann ich nur sagen: "Prost mit unserem aufgewerteten Superwasser."

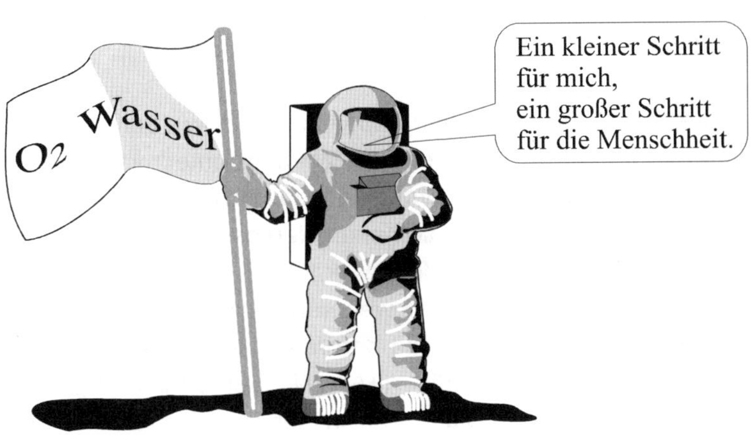
O2 Wasser
Ein kleiner Schritt
für mich,
ein großer Schritt
für die Menschheit.

Anhang

Auszüge aus internationalen Studien über die perorale Sauerstoffanwendungen

Inzwischen wurden weltweit zahlreiche klinische, wissenschaftlich dokumentierte Arbeiten veröffentlicht, welche die Effektivität der peroralen Sauerstoffanwendung nachweisen. Aus den USA liegen seit über 20 Jahren mehrere klinische Studien über die Anwendung mit Sauerstoffwasser vor. Besonders zur Therapieunterstützung bei Nieren- und Leberleiden, Magen- und Darmbeschwerden sowie Herz- und Kreislauferkrankungen.

Skakun. N.P., Nestrovich

Bull-Exp-Biol-Med. 1978, 84110 (Englisch)

Die Wirkungen der peroralen Sauerstoffanwendung auf die Leberfunktion im Stadium der akuten Zellschädigung

Die Wirkung der peroralen Sauerstoffanwendung wurde an Ratten untersucht, die akute Zellschäden der Leber nach einer Tetrachlorkohlenstoff-Injektion hatten. Die perorale Gabe von Sauerstoffschaum verringerte die Vergiftungserscheinungen und führte zu einer schnelleren und vollständigen Wiederherstellung der Gallensaftbildung, insbesondere der primären Gallesäuren und ihrer Verbindung mit Aminosäuren. Die Anwendung verbesserte die stabilisierenden Eigenschaften der Galle.

Gelman

Br-J-Anaesth, 1975, Dezember, ISSN 0007-0912 (Englisch)

Die Wirkungen der peroralen Sauerstoffanwendungen auf die Leberzirkulation während der Halothanen Anästhesie, klinische Beobachtungen

Eine Studie über die EHBF (estimated hepatic blood flow), bei der eine Goldlösung-Therapie angewendet wurde, der sich 28 Patienten unterzogen, zeigte nach einer Venenerweiterungsoperation (Vein Stripping), dass die EHBF auf 68% seines Anfangswertes während der Zeit der Halothanen Narkose unter der Operation abnahm. Wenn die perorale Sauerstoffgabe erfolgte, erhöhte sich die EHBF auf 82% des Anfangswertes. Eine Untersuchung an 14 weiteren Patienten, die sich einer Unterleibsoperation unterzogen, zeigte, dass die perorale Sauerstoffanwendung den Sauerstoffgehalt im portalen Blut von 55% (+/-7,2%) auf 80% (+/-6,2%) erhöhte und gleichzeitig eine Abnahme des Blutdrucks in der Portalschlagader zu verzeichnen war und zwar von 74 (+/-12,5) auf 38 (+/-8,7) mm Hg. Man kann davon ausgehen, dass die perorale Sauerstoffanwendung Störungen im Leberkreislauf, besonders während der Halothanen Anästhesie und chirurgischer Operationen verringern kann.

Skakun. N.P., Nestrovich

Vopr-Med-Khim 23, 1977 (Russisch)

Der Einfluss der peroralen Sauerstoffanwendung in Verbindung mit Vitamin E, auf die Sekretbildung und chemische Zusammensetzung des Gallensaftes in Experimenten von Zellzerstörungen.

Der Einfluss der peroralen Sauerstoffanwendung mit Vitamin E wurde an Ratten mit akuten Leberstörungen, die durch Tetrachlorkohlenstoff hervorgerufen waren, erforscht. Die perorale Sauerstofftherapie bei gleichzeitiger Verabreichung von Vitamin E, zeigte eine beschleunigte Wiederherstellung der Leberfunktionen, wobei die Gallensaft und Sekretbildung sich normalisierte. Es wurde die Bildung von Bestandteilen der primären Gallensäuren genauso wie die Verbindung von Säuren mit Glycin und Taurin gefördert, die Gallenfunktion konnte wieder stabilisiert werden.

Gelman

Br-J-Anaesth, 1975, Dezember ISSN 0007-0912 (Englisch)

Die Wirkungen der peroralen Sauerstoffanwendung auf den Leberkreislauf während der Halothanen Anästhesie

Eine Untersuchung der Lebermikrozirkulation und des Sauerstoffdruckes an 20 weißen Ratten zeigte, dass infolge der halothanen Anästhesie eine Verringerung des Durchmessers der Endstücke der portalen Venen und der zentralen Venen resultiert, die eindeutig mit der Abnahme des Sauerstoffdruckes von 28,8 (+/-4,8) auf 22,4 (+/-3,9) mm Hg korreliert. Mit peroraler Sauerstofftherapie, stieg der Blutdurchfluss in allen beobachteten Gefäßen an, infolge einer Weitung der großen Blutgefäße. Gleichzeitig nahm der Sauerstoffdrucks in der Leber zu, auf 35,2 (+/-10,1) mm Hg. Bei Anwendung der peroralen Sauerstofftherapie, erreicht der Blutfluss der Leber 92% des Ausgangswertes wie vor der Anästhesie. Das resultiert allein aus dem Anwachsen des portalen Blutflusses. Daraus kann man folgern, dass die Störungen der Leberzirkulation bei Katzen und Ratten, hervorgerufen durch die halothane Anästhesie, durch die stimulierende Anwendung der peroralen Sauerstoffanwendung beseitigt werden kann.

M. J. Eble, M. Wannenmacher und Mitarbeiter, Abt. klinische Radiologie, an der Uniklinik Heidelberg

Onkologie Heft 2, April 1995

Prof. Dr. med. M. Wannenmacher und Mitarbeiter an der Uniklinik Heidelberg, Abt. Klinische Radiologie, konnten in einer Pilotstudie zeigen, dass die Sauerstoffpartialdrücke im fraglichen Tumorgewebe nach Genuss von POT ansteigen.
Die Messungen wurden an sechs männlichen Patienten durchgeführt, die an fortgeschrittenen Carcinomen im Mund- und Halsbereich litten. Bei allen Patienten wurde die Sauerstoffdruckverteilung in den regionalen Lymphknoten-Metastasen bestimmt, die einen Durchmesser größer als 2 cm hatten. Keiner der Tumore war zuvor mit Chemotherapie oder Bestrahlung behandelt worden. Die pO_2- Messungen im Tumorgewebe wurden am liegenden Patienten, vor und nach der Gabe von Sauerstoffwasser, durchgeführt. Es wurde ein hochmodernes, computergestütztes Histiographie-System eingesetzt. Die verschiedenen Sauerstoffpartialdrücke im unteren und mittleren Bereich errechnete der Computer.

Ergebnisse

2-4 Minuten nachdem die Patienten nüchtern 600 ml sauerstoffangereichertes Wasser getrunken hatten, wurde die zweite Messung vorgenommen. Bei allen Patienten stiegen die mittleren pO_2 - Werte zunächst leicht an! Nach weiteren 0,3 Liter Sauerstoffwasser stiegen die mittleren pO_2 - Werte deutlich an, von 14,4 auf 23,3 mm Hg und von 22,3 auf 30,2 mm Hg. Der mittlere Wert der hypoxischen Tumorfraktionen nahm von 31,1% auf 5% signifikant ab!
In der Schlussbemerkung über diese Pilotstudie erklärte der Autor, M.J. Eble, dass die hypoxischen Tumorfraktionen mit der peroralen Sauerstoffanwendung eindeutig gesenkt werden können! Der verminderte Sauerstoffpartialdruck im hypoxischen Tumorgewebe steht in engem Zusammenhang mit dem erniedrigten pH-Wert (Säureüberschuss). Die Radiosensibilität des Tumorgewebes kann tatsächlich mit peroralen Sauerstoffgaben erhöht werden, insofern scheint die Sauerstoffanwendung äußerst vielversprechend zu sein. Wannenmacher und seine Mitarbeiter ermutigen zu weiteren, umfassenderen Untersuchungen an größeren Patientengruppen. Auch sie haben keine plausible Erklärung dafür, weshalb schon nach wenigen Minuten peroraler Sauerstoff-Verabreichung, der Sauerstoffpartialdruck in hypoxischen Tumorfraktionen ansteigt. Man diskutiert über reflektorische Auslöser. Die Forschung geht jedenfalls weiter.

Prüfung der Sauerstoffradikalfreisetzung nach Genuss von sauerstoffangereichertem Wasser. Vier randomisierte Doppelblindstudien in München, von Prof. H. Michael Schoenberg und Mitarbeitern

Ziel der Studien war es festzustellen, ob, wann und bei welchem Sauerstoffgehalt im Wasser vermehrt Sauerstoffradikale freigesetzt werden.
In allen Studien mussten 51 Probanden 300 ml sauerstoffangereichertes oder normales Leitungswasser innerhalb 15 Minuten trinken. Vor und nach dem Trinken wurde ihnen 5 ml venöses Blut entnommen und die Freisetzung des Ascorbylradikals mittels Elektrospinresonanztechnik (ESR) bestimmt. Das Ascorbylradikal wurde deswegen als Parameter gewählt, weil es mit Messungen anderer Veränderungen des oxydativen Stresses sehr gut korreliert. Ebenso wurden die Vitamine A, C und E mittels HPLC bestimmt.

Ergebnisse:
Alle Probanden im Alter von 18 bis 63 Jahren und beiderlei Geschlechts, zeigten normale Vitaminkonzentrationen in allen drei Studien. Sie konnten also die Aktivität des Ascorbylradikals nicht beeinflussen. Dreißig Minuten nach Trinken von sauerstoffangereichertem Wasser stieg die Konzentration des Ascorbylradikals signifikant um 41,9 +/- 28,1%, d.h. von 49,2 +/- 8,6 auf 68,3 +/- 11,4 nmol pro Liter. Die Konzentration von Ascorbylradikale, blieb 60 Minuten nach Trinken erhöht und fiel nach 120 Minuten auf Normalwert ab. Der Anstieg der Radikale war ab 30 mg Sauerstoff pro Liter Wasser zu verzeichnen und unabhängig von höheren Sauerstoffkonzentrationen im Wasser. Wasser, das nur 15 mg Sauerstoff enthielt, führte nicht zu einer vermehrten Freisetzung von Sauerstoffradikalen.

Ergebnisse der randomisierten Doppelblindstudien von Prof. H. Michael Schoenberg (München) über das Ausmaß und die Zeit des Sauerstoffanstieges im Blut sowie die Minderung radikalischer Wechselwirkungen mit Lipiden

Lipidperoxyde= Wechselwirkung der Sauerstoffradikale mit Fettsäuren
OH - Bildung = Hydroxylradikale

Anstieg des Sauerstoffs im Blut - OXYWELL- Wasser

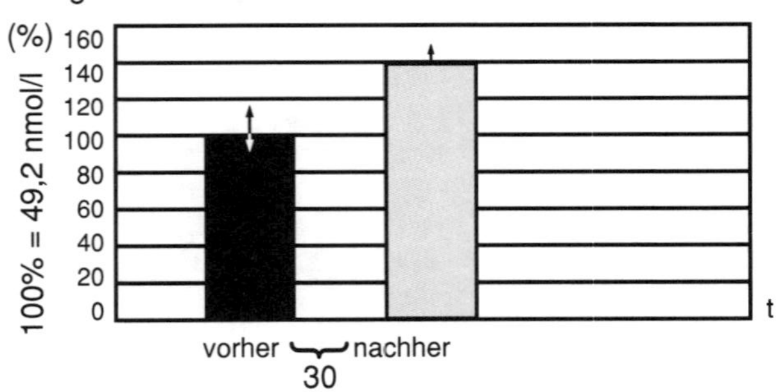

Interaktion der Lipidperoxide n = 15

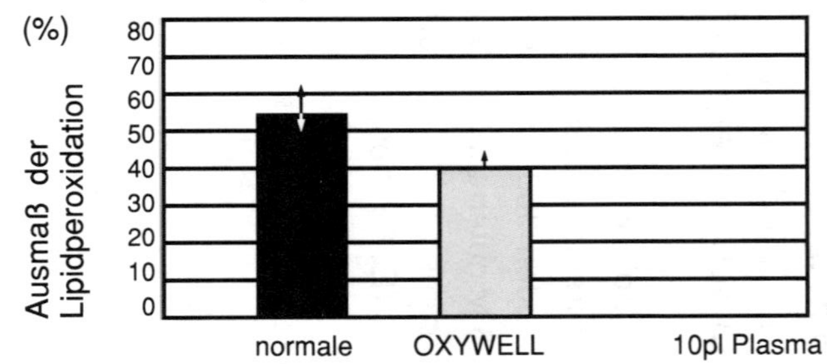

Kinetik des Sauerstoffs im Blut n = 15

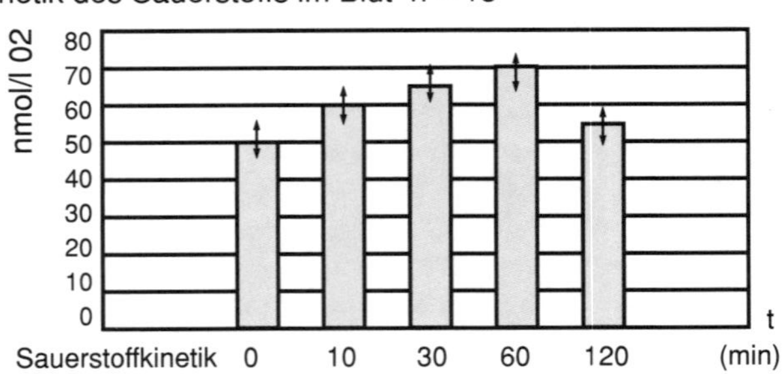

Interaktion mit OH n = 15

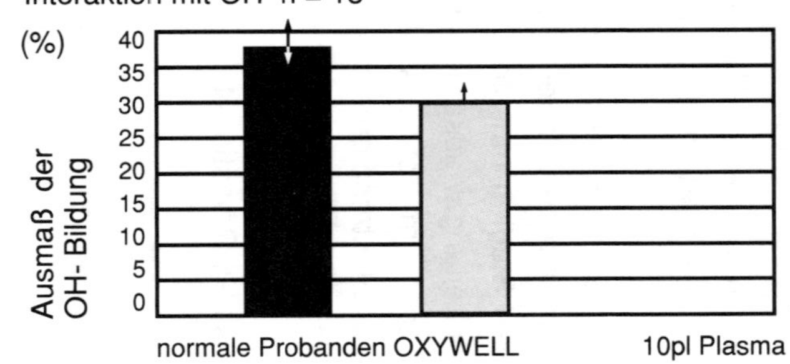

Abb.14

Schlussfolgerung:

"Das Trinken von sauerstoffangereichertem Wasser führt zu einer zeitbegrenzten, moderaten, systematischen Freisetzung von Sauerstoffradikalen. Die Mechanismen, die diesen Effekt auslösen, sind unbekannt. Die niedrige Sauerstoffradikalenkonzentration ist wahrscheinlich nicht schädigend und kann möglicherweise die antioxydative Kapazität verbessern, im Sinne einer Präkonditionierung.

"......Mit großer Wahrscheinlichkeit entstehen Sauerstoffradikale im Dünndarm bzw. in der venösen Pfortader. Ihre Konzentration ist wahrscheinlich im Bereich des Dünndarms und der Leber am höchsten und eröffnet neue therapeutische Optionen, vor allem bei Lebererkrankungen" [79]

In seiner Zusammenfassung erläutert Prof. H.M. Schoenberg:

...."Der Anstieg der Radikale innerhalb 30 und 60 Minuten nach Trinken des oxygenierten Wassers ist vergleichbar mit einem moderaten, körperlichen Training. Es ist deshalb relativ unwahrscheinlich, dass diese niedrige und zeitbegrenzte Freisetzung von Sauerstoffradikalen, in irgend einer Weise schädigend wirkt. Möglicherweise weisen diese niedrigen Konzentrationen von Sauerstoffradikalen vorteilhafte antioxydative Effekte auf. Es konnte bereits gezeigt werden, dass sportliche Aktivität den antioxydativen Status im Plasma verbessert. Diese Verbesserung der Verteidigungsmechanismen gegen Radikale wurde mit der zeitlich begrenzten Freisetzung von geringen Mengen an Sauerstoffradikalen erklärt. In gleicher Weise beobachtete Tessier et al., dass die enzymatischen, antioxydativen Verteidigungsmechanismen durch eine zielgerichtete, moderate sportliche Aktivität verbessert werden können. Die Autoren schlossen daraus, dass die Adaption auf eine geringe Sauerstoffradikalenkonzentration die enzymatische, antioxydative Kapazität stärkt. Interessanterweise zeigten die sportlich aktiven Teilnehmer unserer Studie relativ niedrige Radikalkonzentrationen vor Trinken des sauerstoffangereicherten Wassers. Nach dem Trinken war ihr Anstieg weniger ausgeprägt. Möglicherweise waren diese Individuen durch Verbesserung der antioxydativen Kapazität besser auf einen moderaten Anstieg von Sauerstoffradikalen adaptiert. Möglicherweise gelten ähnliche Mechanismen für das Trinken von sauerstoffangereichertem Wasser, wobei die zeitbegrenzte, niedrige Konzentration von Sauerstoffradikalen im Blut, die antioxydative Verteidigung stärkt, d.h. ähnlich wie bei moderater, körperlicher Belastung stimuliert sauerstoffangereichertes Wasser, im Sinne einer Präkonditionierung, die antioxydative Kapazität. Eine Kombination mit diätetischen Antioxydantien (Vitamine, Spurenelemente, etc.) und eine solchermaßen induzierte Präkonditionierung würde möglicherweise besser vor dem oxydativen Stress schützen, als eine unkritische und unkontrollierte Einnahme von kommerziell hohen Dosen an Vitaminen und Antioxydantien."

Masik M. G. - Dinilishina W.S. -V-S in Russland

In Vopr-Pitan 31 (4), 1972, S.56-59 veröffentlicht (Englisch)

In diesem Bericht sind die Ergebnisse einer Studie der Behandlung von Adipositaskranken mit sauerstoffangereicherten Getränken beschrieben.

Die Untersuchungen wurden an 90 Patienten durchgeführt.
Während die Hauptgruppe von 67 Patienten zusätzlich zur Diät einen Sauerstoffcocktail gereicht bekam, wurden 23 Patienten (Kontrollgruppe) nur mit einem Diätplan behandelt. Die Patienten der Hauptgruppe ertrugen die Nebenwirkungen der Diättherapie viel leichter, da ihr Hungergefühl herabgesetzt war. Besonders positiv waren die Wirkungen auf Herz-, Magen- und Darmbeschwerden. Die Patienten der Hauptgruppe hatten in 28 Tagen durchschnittlich 10 kg abgenommen, während die Gewichtsreduktion bei der Kontrollgruppe im Durchschnitt bei 6 kg lag. Der durch die perorale Sauerstofftherapie beschleunigte Stoffwechsel bei der Hauptgruppe hatte eine Verbesserung der Fettverbrennung zur Folge; daraus erklärt sich, dass die Patienten nach Beendigung der kalorienreduzierten Diät aber bei fortgesetzter Einnahme von Sauerstoffwasser weiter abnahmen.

2. Studie von Masik M. G. - Dinilishina W.S. -V-S in Russland

In einer anderen Studie im gleichen Jahr und von den gleichen Autoren durchgeführt, wurde die Wirkung der POT. bei Fettleibigkeit an 56 Patienten erforscht. Die Studie erstreckte sich über einen Zeitraum von 28 Tagen. 16 Patienten fungierten als Kontrollgruppe und erhielten keinen Sauerstoff. Während der Diät mit 1.750-1.800 kcal. Limit wurden als Entlastungstherapie sogenannte Fleisch-, Quark-, Apfel- und Sauerstofftage eingeschoben. Die Patienten bekamen während der Entlastungstage ein Sauerstoffcocktail 1 1/2 Stunden vor den Mahlzeiten, je nach Hungergefühl auch öfters.

Ergebnisse:
Bei den Patienten der Hauptgruppe steigerte sich der Stoffwechsel um 13%, während in der Kontrollgruppe eine Stoffwechselabnahme um 15% zu verzeichnen war! Pro Tag nahmen die Patienten der Hauptgruppe durchschnittlich 340 Gramm ab, das entspricht einer mittleren Gewichtsreduzierung von 9,52 kg, auf 28 Tage verteilt. Bei der Kontrollgruppe war die Gewichtsreduzierung deutlich niedriger, nämlich 240 Gramm pro Tag. Bei der Hauptgruppe trat während der Behandlung weniger Hungergefühl auf. Die Patienten gaben weder Kopfschmerzen, noch Schwindelgefühl, noch allgemeine Schläfrigkeit oder Schwäche an. Die Leistungsfähigkeit war größer, das Allgemeinbefinden besser und die Stimmungslage positiver. Der Blutdruck bei den Patienten der Hauptgruppe sank, und diejenigen mit entzündlichen Gallenblasenreizungen hatten weniger Schmerzen. 13 Patienten der Kontrollgruppe klagten über Schwäche, Schlaffheit, Schläfrigkeit, Kopfschmerzen und Schwindelgefühle,

und während der Entlastungstage traten mehr Hunger- und Durstgefühle auf als in der Hauptgruppe. Gegen Ende der Behandlung ging die Konzentration der *nichtoxygenierten Substanzen* im Harn bei der Hauptgruppe um 34% zurück, was auf eine Verbesserung der Sauerstoffverwertung schließen lässt.

Schlussfolgerung:
Auf Grund der Verbesserung des Allgemeinbefindens und der generell positiven Auswirkungen auf die Stoffwechsellage der Patienten unter Diätbehandlung kann die perorale Sauerstofftherapie als sehr wirksame und physiologische Behandlungsmethode bei Adipositas empfohlen werden.

Referat von Dr. med. Ott (Zahnarzt)

Zusammenfassung seines Referats über praktische Erfahrungen mit peroraler Sauerstofftherapie

Seinen praktischen Beobachtungen zufolge bessert die perorale Sauerstofftherapie diabetische Durchblutungsstörungen. In einigen Fällen zeigten sich eindrucksvolle Heilungen von bislang therapieresistenten diabetischen Gangränen bei Senioren. Der zusätzliche Sauerstoff senkte den Zuckerspiegel und hohen Blutdruck.
Bei der äußerlichen Wundbehandlung konnte er Blutungen schneller stoppen, auch bei Blutern, da der Sauerstoff anscheinend die Fibrinbildung aktivierte. Erfolge erzielte er überdies auch bei Akne, Psoriasis, Mundaphten, Brandblasenbehandlung, und am verblüffendsten war die Wirkung bei Herpes Zoster (Gürtel- oder Gesichtsrose). "In klinischen Reihentests war die Ausheilung dieser Erkrankung innerhalb von 7-12 Tagen praktisch in allen Fällen sicher, " so Dr. med. Ott.

Tinnitus-Selbsthilfegruppe Fulda/Osthessen: Durchführung einer ambulanten Doppelblindstudie mit Dr. med. J. Martiny, 1997

Eine ambulant durchführte Doppelblindstudie

Die hier vorliegende Tinnitus-Feldstudie wurde im Doppelblindverfahren durchgeführt. Es beteiligten sich daran 21 Patienten, die seit Jahren an einem therapieresistenten Tinnitus litten. Das Durchschnittsalter der Männer lag bei 51 Jahren, ihr Durchschnittsgewicht bei 80 kg, das Durchschnittsalter der Frauen bei 47 Jahren, ihr Durchschnittsgewicht bei 66 kg.
Alle Patienten hatten einen zu niedrigen Blutdruck. Die Studie dauerte insgesamt 6 Wochen und wurde ambulant durchgeführt.
Die Hauptgruppe, bestehend aus 14 Patienten, erhielten sauerstoffangereichertes Wasser mit einem O_2-Gehalt von 40 mg pro Liter. Die Kontrollgruppe, bestehend aus 7 Patienten, erhielt neutrales Leitungswasser.

Über einen Zeitraum von 6 Wochen wurden pro Tag 0,5 Liter in zwei 1/4 Liter Flaschen konsumiert. Einige Patienten erhöhten auf 0,75 Liter pro Tag.
Alle Patienten stellten sich einmal wöchentlich in der Praxis bei Dr. med. J. Martiny vor und machten Angaben über ihren Allgemeinzustand und über eventuelle Veränderungen ihrer Symptome.
7 Patienten der Hauptgruppe erhielten zusätzlich zweimal die Woche eine Akupunkturbehandlung. Die Ernährung und Lebensweise wurde wie gewohnt beibehalten; auf Psychotherapie wurde während dieser Zeit bewusst verzichtet.

Ergebnisse:
Die 14 Patienten der Hauptgruppe meldeten alle eine Verbesserung des Allgemeinbefindens.
Bei der Gruppe 1, die nur sauerstoffangereichertes Wasser erhielt, trat eine deutliche Besserung der Beschwerden ein, die Ohrgeräusche verminderten sich bis zu 60%.
Bei der Gruppe 2, die ebenfalls sauerstoffreiches Wasser trank und zusätzlich zweimal wöchentlich Akupunktur erhielt, war die Besserung noch bedeutender. Die Ohrgeräusche gingen bis zu 80% zurück. Die Kontrollgruppe welche nur neutrales Wasser trank zeigte keinerlei Besserung. Eine vollständige Heilung wurde jedoch auch bei der Gruppe 2 nicht erreicht.

Schlussfolgerungen:
Aus dieser Studie geht hervor, dass die Hauptwirkung dem Sauerstoffwasser zuzu schreiben ist. Die Akupunkturwirkungen könnten auch psychosomatische Effekte sein, entscheidend waren sie jedenfalls nicht, da auch die Gruppe 1 einen eindeutigen Rückgang ihrer Beschwerden zeigte. In Kombination mit cerebraldurchblutungssteigernden Pharmaka könnte der Erfolg sicher noch verbessert werden, wobei die individuelle Medikation den Ausschlag geben dürfte.

Randomisierte Doppelblindstudie im August 1997, an der Texan Woman's University in Dentan (USA) mit Leistungssportlern mit J.J. Ducan

An der Studie beteiligten sich 25 Personen, davon 20 männliche und 5 weibliche Athleten. Alle Athleten waren in einem gut trainierten Zustand im Alter von 25 bis 54 Jahre. Alle waren Langstrecken-Marathonläufer. Die durchschnittliche Trainingsstrecke betrug mehr als 30 Meilen (48 km) wöchentlich.
Das Durchschnittsalter der Teilnehmer war 39 Jahre, das Durchschnittsgewicht betrug 70,9 kg. Die Herzruhefrequenz war durchschnittlich 52 pro Minute. Die durchschnittliche Sauerstoffaufnahme der Probanden lag bei 56,7 ml/kg/min.

Alle Athleten wurden angewiesen während der Testperiode ihre Diät, Übungen oder Wassertrinkmengen nicht zu ändern. Die gewohnten Ernährungs- Schlaf- und Trainingsmuster wurden beibehalten und täglich zur Kontrolle dokumentiert. Gemessen wurde bei jedem Probanden die Pulsfrequenz im Ruhe-, Submaximal- und Maximalzustand, sowie die Laufzeiten auf 5 Kilometer. Jeder Proband absolvierte zwei submaximale Übungstests und zwei 5 km-Zeitläufe. In einem Satz von Übung und Zeitlauf tranken die Teilnehmer normales Flaschenwasser als Flüssigkeitsersatz. Im nachfolgenden konsumierten sie angereichertes Sauerstoffwasser. Alle Getränke wurden in Zimmertemperatur verabreicht. Die Athleten erhielten sauerstoffangereichertes Leitungswasser mit einer 0_2- Sättigung von 70mg pro Liter. Die Anreicherung erfolgte mit medizinischem Sauerstoff aus Druckflaschen. Sechs Tage vor den Labortests (Maximal- und Submaximaltests) tranken sie davon 3 Flaschen (1.200ml).

Laborteste

Maximaltest

Jeder Teilnehmer absolvierte einen anfänglichen *maximalen Test* auf dem Bruce-Fahrrad, um die maximale Sauerstoffaufnahme zu bestimmen, die für die Festlegung der Fahrradgeschwindigkeit in dem nachfolgenden 90-minutigen Training notwendig war. Herzfrequenz, 12-Punkte EKG und Blutdruck wurden laufend gemessen; ebenso wurden die Sauerstoffaufnahme an den ausgeatmeten Anteilen von Sauerstoff und Kohlendioxyd analysiert ("Medical Graphics" metabolischen Systems).

Submaximaltest

Die Teilnehmer fasteten 12 Stunden vor dem submaximalen Training und nach den 5 km Läufen. Vor dem Zeitlauf trainierte jeder Athlet 90 Minuten submaximal am Standfahrrad mit ca. 60% seiner maximalen Kapazität und erhielt 200 ml Flüssigkeitsersatz alle 15 Minuten. Herzfrequenz und wahrgenommene Anstrengung wurden dabei alle 15 Minuten gemessen. Danach wurde eine 1/4 Stunde Pause eingelegt, wobei jeder Athlet angewiesen wurde, 400ml von dem sauerstoffangereichertem Wasser zu trinken (im zweiten Versuch). Nach dieser Pause lief jeder Teilnehmer einen 5 km-Zeitversuch auf einer ausgemessenen 400m-Bahn. Die Zeit wurde auf eine ganze Sekunde gerundet.

Ergebnisse:

Mittelgute Leistungssportler liefen schnellere Zeiten, durchschnittlich um 15 Sekunden auf 5.000 Meter. Die hochtrainierten Läufer konnten die Laufzeit um 31 Sekunden verkürzen.

Diskussion:

Schon eine minimale Dehydration von 1-2% hat laut Fachberichten eine dramatische Beeinträchtigung der Leistung zur Folge.

Das American College of Sports Medicine (ACSM) empfiehlt, ca. 500 ml Flüssigkeit 2 Stunden vor und während der Übungen zu trinken um eine adäquate Hydration zu gewährleisten. Diese Studie ist die erste, die bestätigt, dass auch ein sauerstoffangereichertes Sportgetränk die athletische Leistung verbessert. Eine mögliche Erklärung dafür ist, dass oxygeniertes Wasser eine rasche Diffusion von Sauerstoff in das Blut bewirkt. Die Mechanismen dieser sehr schnellen Diffusion sind noch ungeklärt und bedürfen weiterer Studien.

Resümee

Allgemein kann gesagt werden, dass der Konsum von O_2 Wasser auch bei nicht körperlich arbeitenden Menschen als vorteilhaft zu bewerten ist.

Pressekonferenz des Getränkeherstellers "Adelholzener" zum Thema Sauerstoffwasser in München, im April 2001, im Mutterhaus

Nach einer abgeschlossenen Studie am Kaninchen kommt der renommierte Prof. Dr. Wolfang Forth, Professor für Pharmakologie und Toxikologie der Universität München EM. und Vorstand des Walther-Straub-Institutes für Pharmakologie und Toxikologie der Ludwig-Maximilians-Universität, zu dem Schluss, dass der Hauptteil des Sauerstoffwassers bereits über den Magen resorbiert wird und über Anastomosen in das venöse Mischblut zur Leber gelangt. Die bisherige Lehrmeinung ging davon aus, dass der menschliche Organismus den lebensnotwendigen Sauerstoff nur über Lunge und Haut aufnimmt. Die Lehrbücher müssten nach diesen neuesten Erkenntnissen umgeschrieben werden.

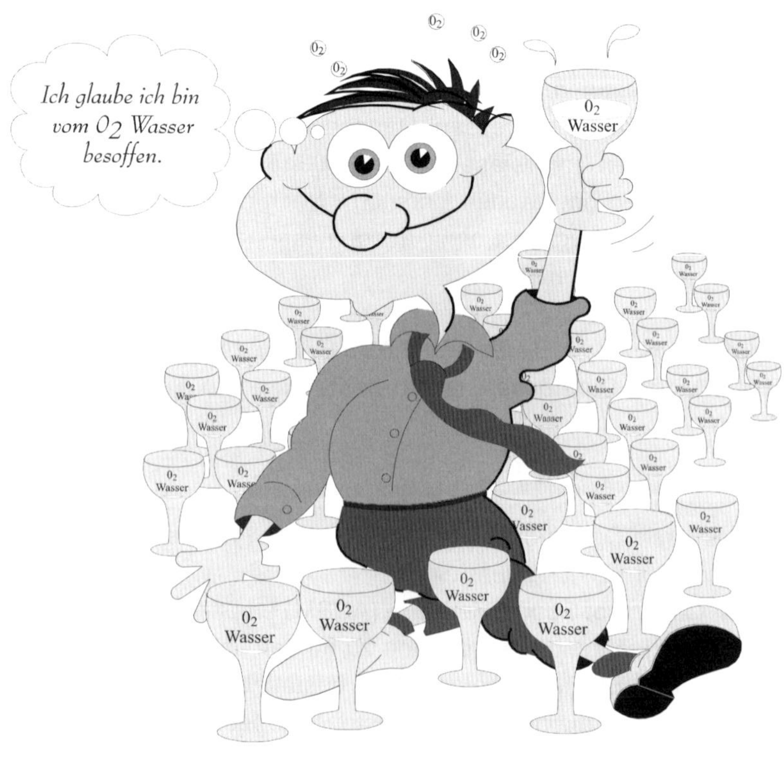
Ich glaube ich bin vom O2 Wasser besoffen.
O2 Wasser

Kurzgutachten zum sauerstoffangereicherten Wasser von Prof. Dr. Dr. R. E. Wodick, Sportmediziner an der Universität Ulm

"Der menschliche Organismus benötigt für den Erhalt von Struktur und Funktion sowie für die Durchführung von körperlichen und geistigen Leistungen fortlaufend Energie. Alle stofflichen Bestandteile müssen dem Körper von außen zugeführt werden. Solche wichtige Bausteine sind Nährstoffe (Kohlenhydrate, Eiweiße, Fette), Vitamine, Mineralstoffe, Spurenelemente und vor allen Dingen Wasser und Sauerstoff. Nahezu alle bedeutsamen Stoffwechselprozesse spielen sich im wäßrigen Milieu ab. Ein Hinweis hierfür ist die Tatsache, dass der Organismus je nach Alter zwischen 55% und 74% aus Wasser besteht.
Während der Organismus für Nährstoffe eine relativ umfangreiche und für Vitalstoffe eine gewisse Bevorratung erreichen kann, sind die Speichereffekte für Wasser und Sauerstoff äußerst gering. So sollte täglich eine Flüssigkeitsmenge von 1,5 bis 2 Liter ersetzt werden. diese Menge kann bei hohen Schweißverlusten noch erheblich steigen. Bei Sauerstoff darf die Unterbrechung der zufuhr nur 3-4 Minuten betragen. Die Qualität des zugeführten Wassers ist von großer Wichtigkeit für den regulären Ablauf der Stoffwechselprozesse.
Die bedeutendste Wasserquelle für den menschlichen Körper ist das Trinkwasser. Eine wichtige Komponente der Trinkwasserqualität ist der Sauerstoffgehalt. Daher ist die Wissenschaft bemüht, Trinkwasser mit hohen Sauerstoffgehalt anzubieten. Die natürliche Obergrenze (Vollsättigung) liegt dabei um 13 mg O_2 pro Liter Wasser. Dieser Wert wird aber in den seltensten Fällen erreicht. Real sind Werte zwischen 3 und 10 mg O_2/l H2O. Wird der Sauerstoffgehalt des Wassers deutlich gesteigert, auf Werte zwischen 40 und 60 mg O_2/ H_2O, so nimmt das Energiepotential des Wassers zu. Dabei ist zu beachten, dass der zusätzliche Sauerstoff in der Region des Magen-Darm-Kanal frei wird.
Die Sauerstoffanreicherung ist eine Qualitätsverbesserung des Lebensmittels Trinkwasser. Zu ähnlichem Zweck wird schon seit längerem die Qualität z.B. von Sportlergetränken, durch Zusätze z.B. Mineralstoffe, Spurenelemente, Kohlenhydrate erhöht. Mit dem sauerstoffangereicherten Wasser wird der Magen- Darmregion erstmals auf natürlichem Wege eine zusätzliche Menge Sauerstoff zur Verfügung gestellt. Geht man von den üblichen Trinkmengen im Umfang von 1,5-2 Litern Wasser aus, so beträgt dieses Sauerstoffpotential etwa 100-200ml pro Tag.
Wie Meßergebnisse belegen, wird ein Teil dieses Sauerstoffs über die Blutgefäße aufgenommen und im Körper verteilt. Eine Gefahr der Bildung von schädlichen Sauerstoffradikalen kann bei dieser zufuhr und Sauerstoffmenge ausgeschlossen werden.
So ein im Magen- Darmtrakt zusätzlich vorhandener Sauerstoff ist geeignet, regionale Stoffwechselprozesse zu fördern. Auch kann das Wachstum der normalen Darmflora positiv beeinflußt werden.

Subjektiv fallen neben guter Bekömmlichkeit und Verträglichkeit ein Eindruck körperlicher Frische und ein Gefühl erhöhter Leistungsbereitschaft ins Gewicht. Die vorliegenden Erfahrungen klassifizieren sauerstoffangereichertes Wasser als hochwertiges Produkt für jedermann.
Die zu empfehlende Trinkmenge sollte 1 bis 1,5 Liter sauerstoffangereichertes Wasser pro Tag betragen Sie kann bei Bedarf, bei höheren Wasserverlusten z.B. durch Schweiß, bedenkenlos gesteigert werden.
Zusammenfassend können wir sagen:
Sauerstoffangereichertes Wasser stellt eine gute Möglichkeit dar, die Voraussetzungen für die Energieproduktion zu verbessern und auf diese Weise für mehr Vitalität und Wohlbefinden zu sorgen." [80]

Sauerstoffwissen und darüber hinaus

Energie und Ordnungszustand

Die Versuche des russisch-belgischen Physikochemikers und Nobelpreisträgers Ilia Prigogine haben gezeigt, dass die Zufuhr von Energie, Thermik und Molekülen auch neue Strukturen entstehen lässt, in denen der Zustand der Unordnung in spontane Ordnung umschlägt (dissipative Struktur). Alle Atome folgen dabei spontan einem verborgenen, kollektiven Ordnungszustand, richten sich rhythmisch und räumlich gleichermaßen aus; sie verhalten sich kooperativ - sind kohärent. Bezogen auf den Organismus heißt dies: Würde der Organismus mehr Energie aufnehmen, dann könnte er den Alterungsprozess wahrscheinlich hinauszögern, indem er seinen Ordnungszustand stabilisiert. Mit Sauerstoffwasser führen wir uns zusätzliche Energie zu und könnten, wenn auch begrenzt, das biologische Alter verlängern.

Sauerstoff regt Elektronen an

Alle sauerstoffabhängigen Organismen pendeln auf einem schmalen Streifen zwischen den Polen: *Oxydation - Reduktion, Aktivierung - Deaktivierung, Säure - Base.* Innerhalb dieser Pendelbewegung vollziehen sich Stoffaufnahme, Umsetzung und Verwertung und eine möglichst energiearme Ausscheidung der Schlakken. Immer geht es darum die Mitte zu halten dort, wo das Leben pulsiert, zwischen Chaos und Ordnung im Sinne eines Yin-Yang- Gleichgewichtes. Diese Pendelfähigkeit scheint die Grundvoraussetzung für Leben zu sein, und hier bestätigt sich wieder einmal das Taoprinzip im subtilen Bereich der organischen Materie. Nur wenn also eine *bestimmte Anzahl* von Elektronen im Organismus im angeregten Zustand ist, laufen die enzymatischen Kettenreaktionen in geordneter Weise ab. Man könnte auch sagen, die Kettenreaktionen sind dann kohärent oder gebündelt. Vermehrter Sauerstoff regt zweifelsfrei mehr Elektronen an, die ihrerseits die sauerstoffverwertenden Enzymkomplexe stimulieren. Dabei geht es, wie schon erwähnt, um eine individuelle Mitte zwischen Oxydation und Reduktion nahe an der Grenze zum Chaos, welche immer wieder neu stabilisiert wird, ähnlich wie die Schwelle für Laserbedingungen. Der Zellstoffwechsel kann dabei auch chaotische Zustände berühren und deren Funktionszustände in gewisser Weise nutzen z.B. die oxydative Energie der Radikale. Ist jedoch nicht genügend Sauerstoff verfügbar, dann sind zu wenig Elektronen im angeregten Zustand, und die Kettenreaktionen in den Enzymgarnituren können nicht mehr geordnet ablaufen; sie berühren nicht nur das Chaos, sondern schlittern hinein, bis zum unwiderruflichen Untergang ganzer Zellverbände.

Höhere Aspekte

Die spirituelle Bedeutung der Elektronen und Photonen
Die Absorption des Lichtes hängt von seiner Wellenlänge ab, also von seiner Energie. Ist die Energie niedrig und trifft ein Quant auf ein Elektron, dann kreist das Elektron schneller um den Atomkern, es wird beschleunigt, oder es beginnt zu vibrieren. Trifft sichtbares Licht oder UV-Licht auf ein Elektron, dann entspricht das einer Energie im mittleren Bereich und bewirkt, dass das Elektron auf eine energiehöhere Umlaufbahn springt; es wird energetisch "angehoben."
Bei sehr starken Energien, z.B. Gammastrahlen, wird das Elektron meist vom Atom herausgeschleudert. Da nun ein Elektron fehlt, wird das Atom zum positiv geladenen Ion. Umgekehrt gibt es aber auch negativ geladene Sauerstoffatome, die sogenannten "Luftvitamine", wenn sie ein zusätzliches Elektron aufnehmen. Luft, die stark mit negativen Sauerstoffionen aufgeladen ist, wird in der Medizin bei einigen Krankheiten erfolgreich eingesetzt. Ist ein Elektron in einer höheren Umlaufbahn, im sogenannten Singulett-Zustand, dann korrespondiert es mit einem Geschwister-Elektron auf der gleichen Bahn und hat zu diesem einen antiparallelen Spin, d.h. einen Spin mit gleicher Energie aber entgegengesetzter Drehrichtung. Es gibt auch Elektronensprünge mit Spinumkehr, dabei nimmt das angeregte Elektron die gleiche Drehrichtung wie der Spin seines Geschwister-Elektrons an; es entsteht also ein paralleler Spin. Hier spricht man von einem Triplett-Zustand. Beide Zustände sind metastabil, d.h. aus ihnen können die Elektronen leichter in benachbarte Atome springen.
Jean E. Charon, ein französischer Exponent der theoretischen Physik der 70iger Jahre, suchte die Nahtstelle zwischen Geist und Materie im Meta-Raum der Elektronen. Nach Charon verfügt das Elektron sowohl über die Fähigkeit der inneren Reflexion (Bewusstsein) als auch über eine nach außen gerichtete Kommunikationsfähigkeit, mit Wirkung auf andere Elektronen und Teilchen.[81] Innerhalb des Elektrons existiert ein abgeschlossenes Mikro-Universum, ein Meta-Raum, der von der äußeren Raumzeit abweicht und in dem die Information stetig zunimmt. Aus der Informationszunahme resultiert nach ihm die Negentropie. Elektronen müssten demnach ein Gedächtnis besitzen. Die Beziehung zur äußeren Raumzeit ermöglicht nach Charon Erkenntnis und Tat und die Kommunikation mit anderen Elektronen und Teilchen, die Möglichkeit zu lieben. Während der passiven Reflexion, d.h. während der bloßen Wahrnehmung, ist der Spin nicht angeregt und eine Informationsvermehrung findet nicht statt. Ist der Spin angeregt so bedeutet das nach Charon eine aktive Reflexion, hierbei wird die Energie (Quant) oder die Information eines Photons vom Meta-Raum des Elektrons vollständig absorbiert und steigert den Spin. Diese Anregung bewirkt die Zunahme von *Tat und Erkenntnis.* Erst unter dieser Voraussetzung kann es zum wechselseitigen Spinaustausch zweier benachbarter Elektronen kommen, d.h. beide sind Sender und Empfänger zugleich. Indem sie ihre Spins einander angleichen, ent-

weder parallel oder antiparallel, entfalten sie *Liebe* und somit die Zunahme der Negentropie im Mikro-Universum (Meta-Raum). Man könnte also postulieren, dass die Vermehrung von Negentropie, d.h. die stetige positive Informationszunahme, am schnellsten und wirksamsten durch die Liebe geschieht; sie wirkt der Entropie am sichersten entgegen.
Zu fragen bleibt, wie lassen sich diese Erkenntnisse im Alltag umsetzen? Klar wird dabei eines: Nur wenn wir uns bemühen den anderen in seiner Situation zu verstehen, uns in ihn hineinversetzen, sozusagen seinen *inneren Spin* nachvollziehen, ist Liebe möglich. Ohne Verstehen gibt es keine Liebe. Und wo bleibt die Tat? In dem Spruch: *"Es gibt nichts Gutes außer man tut es"* wird deutlich, wie Negentropie und damit Liebe vermehrt werden kann.

Photonische Anregung des Sauerstoffs

Das Elektron kann nur dann ein Photon absorbieren, wenn es die gesamte Energie des Photons aufnimmt nach dem Gesetz, "Alles oder Nichts", von dem schon eingangs gesprochen wurde. Daher kann es nur ganz bestimmte energetische Zustände annehmen. Diese Zustände sieht unser Auge als Farben z.B. die bläuliche Einfärbung unserer oberen Erdatmosphäre durch das Ozon. Letzeres hat eine bestimmte Frequenz, die dem Auge tiefblau erscheint. Ozon entsteht, weil die Anregung der Elektronen in den Sauerstoffatomen durch das Sonnenlicht so stark ist, dass sie sich zu drei Atome verbinden. Gleichzeitig bildet Ozon einen wichtigen Schutz vor den gefährlichen UV-Strahlen.
Zweifellos hat der atmosphärische Sauerstoff mit den "Sonnen-Photonen" den innigsten Kontakt, seine Elektronen werden also von der Lichtenergie am stärksten angeregt; er ist voll von kosmischen Lichtinformationen. Rein physikalisch bewirkt die photonische Anregung eine schnellere Umkreisungen oder Vibrationen der Elektronen im Sauerstoffatom. Diese Energetisierung würde nach J. E. Charon einer Zunahme von *Tat und Erkenntnis* entsprechen. Sind die Elektronen der Sauerstoffatome in einem noch stärkeren Anregungszustand, dann springen sie quasi auf ein höheres Energieniveau und gleichen ihre Spins einander an, sie kommunizieren also direkt. Dies wäre nach Charon ein Liebesspiel bei dem sich die Information der Elektronen vermehrt. Wenn es stimmt, dass die Raumzeit sich aus photonisch-holografischen Resonanzfeldern konfiguriert, dann könnten besonders die Elektronen des Sauerstoffs holografische Informationen enthalten. Das würde bedeuten, Sauerstoff ist der stärkste Träger von holografischer Lichtinformation, die auch auf einer höheren Bewusstseinsebene Wirkung entfaltet. Am Verhalten der Elektronen können Wissenschaftler als auch Laien viel lernen! Parallele Spinangleichung bedeutet nicht kritiklose Angepasstheit, sondern die Bereitschaft einander zu verstehen. Antiparallele Angleichung bedeutet Ergänzung, im Sinne der gegenseitigen Hilfe, mehr brauchen wir nicht um zu lieben.

Der Prozess der Oxydation und Reduktion in der Psyche

Moleküle oxydieren oder reduzieren auf der atomaren Ebene, sie wechseln mit unheimlicher Geschwindigkeit zwischen Yin- und Yang-Zuständen. Gemeinsam ist beiden der Austausch von Elektronen und Energieladungen. Hierbei kommt es darauf an, wie stabil oder instabil die Moleküle sind. Oxydation destabilisiert eher, Reduktion stabilisiert mehr. Ist die oxydative Energie stark, dann löst sie Kettenreaktionen aus, die einen ganzen Molekülverband destabilisiert. Bei zu starker Reduktion kommt es zu Blockaden innerhalb chemischer Reaktionsabläufe. Dies alles hat auf der psychischen Ebene seine Entsprechungen, auch dort wird ständig oxydiert und reduziert. Wie lassen sich diese Vorgänge im Drehpunktprozess der Identitätsentwicklung [82] psychisch interpretieren?

1. Die Oxydation, die Identifikation oder Verschmelzung

Oxydation ist der Entzug von Elektronen, indem der Sauerstoff letztere an sich bindet, so sagten wir.
Psychisch übersetzt könnte man die Freigabe von Elektronen als die positive Erwartungsenergie bezeichnen, die unser Ichbezugspunkt in ein Ziel oder in eine zu verwirklichende Vorstellung investiert. Der Sauerstoff wäre der Wunsch oder die Begierde mit der wir uns während der Tätigkeit identifizieren und somit die Erwartungshaltung steigern. Der Ichbezugspunkt verschmilzt mit einem Erfahrungsangebot, lässt sich emotional darauf ein, ist begeistert und in großer Erwartung. Das ist typisch für die Oxydation. Insofern können wir auch sagen: Der Ichbezugspunkt oxydiert, in dem er sich mit etwas identifiziert. Nur die Identifikation bringt uns in einen angeregten Zustand! Wie man sieht ist die Identifikation ein typischer Yang-Zustand oder ein Sauerstoff-Zustand.
Wenn wir also sagen, der oder die ist oxydiert, dann meinen wir jemanden, der von etwas angezündet ist, der die Dinge meist einseitig bewertet und zur Übertreibung neigt. Dabei scheint die naive Einlassung auf Personen (Partner, Kollegen) Aufgaben, Ziele usw. einem verborgenen Plan zu folgen, der eher ungewollt als gewollt, an die Grenzen der Belastbarkeit heranführt. An der Grenze zwischen Bewältigung und Überforderung findet Wachstum am ehesten statt, und am Punkt des gerade noch Erträglichen wird Erfahrung psychisch strukturiert, das sollten wir immer vor Augen haben bevor wir jammern. Positive Oxydation würde demnach bedeuten, eine *langwellige,* eher gedämpfte Begeisterung, die nicht selbstbezogen sondern mehr Du-bezogen ist, und sich mehr dem Überpersönlichen zuwendet. Die Gefahr der profanen Gier und des Habenwollens (Begierde) wird klein gehalten, und einer Überidentifikation wird so vorgebeugt.

Negative Oxydation
Eine Überidentifikation wäre nach dieser Interpretation eine negative Oxydation. Ist die Erwartungshaltung zu groß, d.h. das persönliche Haben-Bewusstsein, dann besteht diese Gefahr und sie ist stets gegenwärtig! Durch negative Oxydation wird die Persönlichkeit destabilisiert, sie wird z.B. allmählich überempfindlich. Die Hauptsymptome sind *Fixierungen* z.B. das Beharren auf einen bestimmten Standpunkt, die *Übertreibung, die Eile und die Ungeduld.* Die Folgen sind mit Sicherheit die "negative Reduktion", von der wir noch hören werden. Die negative Oxydierung endet immer in Enttäuschungen und Frust und bewirkt Verdrängung.

2. Die Reduktion, Differenzierung oder Ausgliederung (Verdauung)

Nachdem der Ichbezugspunkt sich stark auf etwas eingelassen hat, in der Hoffnung daraus einen positiven Erfahrungsgewinn zu schöpfen, muss er dasjenige ausgliedern und loslassen, was nicht zur Grundstruktur der Persönlichkeit passt, d.h. was unverdaulich und Ballast ist, z.B. was einem nicht liegt und wo man Anpassungsprobleme hat oder überfordert ist. Dabei treten die Persönlichkeitsschatten aber auch die Stärken und Lichtseiten mehr oder weniger hervor. An dieser Stelle beginnt die Reduktion, sie kann entweder positiv oder negativ verlaufen! Reduktion, so sagten wir, ist der Entzug von Sauerstoffatomen, oder die Aufnahme von Elektronen oder Wasserstoff. Die Erwartungsenergie kommt hier verändert zurück. Entsprechend dem Zufluss von Elektronen oder Wasserstoff, ist sie durch neue Erfahrung anders energetisiert und muss nun sortiert und eingeordnet werden. In diesem Prozess beginnt der Ichbezugspunkt seine Erwartungsenergie zu korrigieren und an die Realität neu anzupassen, er *reduziert* seine Erwartung und je nachdem, setzt die Abklärung ein. Die Verringerung oder Reduzierung der Begeisterung oder des Überschwanges wäre gleichzusetzen mit dem Abzug von Sauerstoffatomen.

Die negative Reduktion, die Verdrängung und die Gleichgültigkeit
Bei stark belastenden Erfahrungen kommt es häufig zu schneller Desillusionierung, und die Reduktion verläuft, wenn keine aufrichtige Selbstkritik einsetzt, negativ, indem schwer Verdauliches einfach verdrängt wird. Es gibt einige Verdrängungsstrategien, doch alle enden in einer künstlichen Gleichgültigkeit. Sie ist nichts anderes als eine untaugliche Form des Selbstschutzes, denn in Wirklichkeit raunt es in den Tiefen des Bewusstseins weiter z.B. erlittenes Unrecht. Mit einer rational erzeugten Gleichgültigkeit kann niemand Unzufriedenheit niederhalten, denn die energetischen Konfigurationen der Gefühle sind eine Großmacht im Bewusstsein; es wird also eine Menge Egomüll erzeugt! Dieser Müll bleibt liegen, wird nicht aufgeräumt und häuft sich allmählich zu einem Berg auf.
Die Auslöser unverdaulicher Identifikationsinhalte können sein:

a) Nicht angemessene Realitätseinschätzung, d.h. zu hohe Erwartungen.

b) Überforderung durch traumatische Ereignisse,
zum Beispiel, willkürliche Ausgrenzung oder Opfer von Eifersucht, Neid, Intrigen (Mobbing) oder auch Unfallopfer, oder permanent physische und psychische Überforderung (Stress) mit gesundheitlichen Nachteilen.

c) Moralische Verdauungsprobleme,
zum Beispiel, Versäumnisse oder Vergeltungsaktionen, wenn wir anderen seelischen oder körperlichen Schaden zugefügt haben, was in die Selbstverurteilung führt.

d) Hochmut
Abwehren aller persönlichen Schwächen und Verfehlungen auf Grund von Selbstherrlichkeit, die in Wirklichkeit jedoch nur ein Deckmantel der Schwäche ist.

Das häufigste Symptom unverdauter Brocken ist das *Nicht-Loslassen-Können,* die ewige Wiederholungsmühle von Bedauerungen, Rechtfertigungen, Nörgeleien und Empfindlichkeiten, welche die eigentlichen inneren Tyrannen sind. Dabei imprägniert eine generelle Unzufriedenheit die Persönlichkeit und beherrscht die Entscheidungsebene.

3. Die positive Reduktion durch Integration oder Aufnahme, bzw. Eingliederung von Erfahrungen

Bei der positiven Reduktion geschieht die Eingliederung von Erfahrungen nach dem Motto: "Prüfet alles und behaltet das Gute." Das Gute ist jenes, was zur Persönlichkeit passt, was die Identitätsstruktur bereichert und erweitert und die Einzigartigkeit ausdifferenziert. Entsprechend der Anlagerung von Elektronen und Wasserstoff wird nach selbstkritischer Verarbeitung und Verdauungsarbeit, die Erfahrung und die Energien in die Persönlichkeit langsam integriert. Der Verlust an Schwung und Begeisterung hält sich dabei in Grenzen (Sauerstoff) nur der Überschwang wird abgebaut. Die langsame, selbstkritische Verarbeitung von belastenden Erfahrungen verhütet ebenso die abrupte Desillusionierung, die oft der Grund ist, weshalb verdrängt wird. Die positive Reduktion ist immer ein Identitätszugewinn, der dem Ichbezugspunkt ein effektiveres Hineinwirken in die soziale Gemeinschaft, im Sinne einer Ergänzung und Bereicherung ermöglicht. Der Idealfall wäre eine ausgewogene Pendelbewegung zwischen Oxydierung und Reduzierung, d.h. Weder neigen wir einseitig zu Diesem noch zu Jenem (Weder-Noch), doch schließen wir das Eine wie das Andere mit ein (Sowohl als Auch) [83]
Das ist die Kunst und das Ziel! Ich möchte es bei dieser kleinen Fassung bewenden lassen, und jeder möge daraus seine eigenen Schlussfolgerungen ziehen.

Lichtspeicherfähigkeit und Evolution

In der Evolution geht es nicht um das Prinzip „Friss oder stirb", sondern um eine sich stetig zunehmende Verdichtung von Information und Kommunikation. Die Entwicklung von Einzellern zu Zellverbänden, Organen und autonom reagierenden Organismen ist nur die logische Folge eines zunehmenden Informationsaustausches, einer stetig sich steigernden Kohärenz der Biophotonen. Das Überleben, und vor allem die Weiterentwicklung einer Spezies, hängt daher entscheidend von der Durchlässigkeit ihrer Zellen für photonische Informationen ab, sowie deren Verwertung und Speicherung und nicht zuletzt auch, ob und in welchem Umfang die gespeicherten Lichtinformationen für das Wachstum der Biosphäre und für die globale, harmonische Entfaltung einen positiven Beitrag zu leisten vermögen. Das Ziel aller Informationen ist es, einen Strom aus Liebe, Freude, Freiheit, schöpferischer Gestaltung, Geborgenheit und Gerechtigkeit (gleiche Entfaltungschancen) auszutauschen, und diesen Zustand möglichst stabil zu erhalten. Alle Erfahrungen und Lernprozesse, die ein Organismus macht, sind unauslöschlich in der lichtoptischen Struktur der DNS gespeichert, aber auch in den übergeordneten, photonischen Resonanzfeldern am Übergang zu Raum und Zeit. Aus letzteren lassen sich holografische Informationen abrufen, die jederzeit als Energieimpulse auf Elektronen und Atome übergehen. Elektronenanregungen, Quantensprünge, Spinumkehr, magnetische Momente oder Mutationen in Makromolekülen, z.B. der DNS und den Zellorganellen sind nur Sekundärerscheinungen, die von einer höheren Informationsebene determiniert sind; sie sind nur die Ausführenden! Die korrekte Umsetzung der Lichtinformation innerhalb organischer Makromoleküle hängt von ihrer Transparenz und Speicherfähigkeit für Licht ab. Der Sinn der Evolution kann bestenfalls darin bestehen, die Durchlässigkeit und Speicherung von Licht in den Zellen zu verbessern, d.h. die Zellen als Hohlraumresonatoren soweit zu optimieren, dass zunehmend das ganze Spektrum möglicher Wellenlängen und Informationen mühelos integrierbar ist. Je mehr Zellen sich zu holografischen Kommunikationsbasen entwickeln, desto komplexer und multidimensionaler können sie mit den subtilen Signalen aus der Umwelt und dem Kosmos wechselwirken. In die Nähe des Omegapunktes rückt die Materie und der Mensch erst dann, wenn sich Organismen entwickeln, deren Zellen und Makromoleküle fähig sind, alle Kohärenzgrade und Resonanzen zu speichern, sie beliebig abzurufen, und *unverfälscht weiterzugeben*, bzw. damit zu kommunizieren. Dabei wird es wesentlich auf den Umgang mit stetig langwelligeren Frequenzen ankommen, welche die Verbindung des Ganzen und seiner Teile erst ermöglicht. Die längste und subtilste Welle aber ist Gott, DAS EINE, jenseits aller Frequenzen. Wir können DAS EINE nur im Endlichen reflektieren und je vollkommener, desto näher sind wir der Lichtmaterie - am heiligen Omegapunkt.

Epilog

1. Sauerstoff, den man trinken kann, gibt es auch in der freien Natur. Regenwasser und frisches Quellwasser z.B. enthalten ca. 8-12 mg/l Sauerstoff. In unserem Leitungswasser sind nur noch etwa 2-4 mg Sauerstoff pro Liter zu finden. Bei abgefüllten Mineralwässern und Fruchtsäften oder anderen Getränken hat man wegen der besseren Haltbarkeit den Sauerstoff ganz entzogen.

2. In den modernen Industriestaaten sind Stress, ungesunde Ernährung und Genussgifte die wesentlichen Gefahren für die Gesundheit, da sie Sauerstoffräuber sind. Bewegungsmangel vermindert zudem die Sauerstoffverwertung. Daher brauchen wir neue Quellen, um die sauerstoffabhängigen Lebensvorgänge des Organismus ausreichend zu versorgen.

3. Die zusätzliche Zufuhr von Sauerstoff via Mund, Magen und Darm hat eine günstige Wirkung auf den Energiehaushalt und auf die Gesundheit, denn Sauerstoff ist der „Zündstoff" des Lebens, der alle Zellen und Organe anregt - er wirkt wie der „Turbobeschleuniger" im Auto. Während Phasen körperlicher und geistiger Anstrengung ist es wichtig, genügend Sauerstoff zu haben, um die Vitalität zu erhalten, die Abwehr zu stärken, die Regeneration zu fördern und den Alterungsprozess hinauszuzögern.

4. Durch die künstlichen Lebensbedingungen der Zivilisation mit ihren vielen zwangsläufigen Abhängigkeiten und durch die globale Luftverschmutzung ist für viele eine ausreichende Sauerstoffversorgung nicht mehr möglich. Die Folge ist ein chronischer Sauerstoffmangel, der sich in Form degenerativer Erkrankungen oder zunehmender Krebserkrankungen manifestiert. Erste Alarmsymptome sind: ständige Müdigkeit, Schläfrigkeit, schnelle Erschöpfbarkeit und Leistungsabfall (Chronic Fatigue Syndrome CFS).

5. Ein Postulat dieses Buches lautet daher: Anregung der körpereigenen Systeme, um die regenerativen Kräfte zu aktivieren! Anregung durch natürliche Bewegung und durch vermehrte Sauerstoff- und Wasseraufnahme. Unser Organismus ist seit seiner Entstehung auf Regeneration und Selbstheilung eingestellt, doch kann er das nur, wenn er genügend Sauerstoff und Wasser zur Verfügung hat.

6. Der nur geringe Anstieg von freien Radikalen durch Sauerstoffwasser wirkt wie eine sanfte Anregung des Immunsystems sowie der antioxydativen Kapazität des Organismus und ist deshalb für ältere Menschen besonders hilfreich. Sauerstoff-Radikale regen an und stimulieren die Abwehr.

7. Die Stimulation aller körperlichen Funktionen ist dann optimal, wenn sich ein Fließgleichgewicht zwischen Auf- und Abbau, zwischen der Aufnahme von Nährstoffen und der Ausscheidung von Stoffwechselendprodukten einstellt. Das Geheimnis eines gesunden und langen Lebens ist somit die Harmonie zwischen Stoffaufnahme, Umsetzung und Verwertung einerseits und der möglichst energiesparenden Ausscheidung von Schlacken andererseits, entsprechend einem Yin-Yang-Gleichgewicht. Es geht darum, lebendige Ordnung aufrechtzuerhalten und das Chaos der Auflösung zu vermeiden. In der Zelle sind die hochspezialisierten Enzymgarnituren unermüdlich dafür tätig, doch können sie dieses Ziel nur dann erfolgreich verteidigen, wenn sie „in Sauerstoff baden."

8. Die zusätzliche Vitamineinnahme bei peroraler Zufuhr von Sauerstoffwasser ist durchaus empfehlenswert wegen der schlechten Lebensmittelsituation z.B. noch zu wenig echter Bio-Lebensmittel, Konservierung durch radioaktive Strahlen, Hitzesterilisation, Überdüngung, Hydrokulturen, Antibiotika- und sonstiger Giftkontaminationen etc.. Vitamine in ihrer natürlichen Pflanzenmatrix sind den synthetischen zwar vorzuziehen, sie sind aber für die Mehrzahl der Menschen nicht ausreichend verfügbar.

9. Mit der genialen Idee, den Magen-Darm-Trakt zur zweiten Lunge zu machen, indem hochangereichertes Sauerstoffwasser getrunken wird, ist es heute für jedermann möglich, sowohl das Problem des Wasser- wie auch des Sauerstoffmangels auf elegante Weise zu lösen.
Wie die zitierten, zahlreichen internationalen Studien beweisen, erhöht Sauerstoffwasser den Sauerstoffpartialdruck im Blut und Gewebe und steigert die Mikrozirkulation in allen Organen.

10. Sauerstoffwasser ist weder ein Medikament noch ein Nahrungsergänzungsmittel. Es ist ein natürliches Anregungsmittel, das, wie Jogging, alle Funktionen des Organismus verbessert. Jeder kann heutzutage mit einem Heimbereiter zu Hause oder am Arbeitsplatz Sauerstoffwasser kostengünstig selber herstellen und braucht keine schweren Wasserkisten zu schleppen, da er sein hauseigenes Leitungswasser mit der mehr als zehnfachen Sauerstoffkonzentration anreichern kann.

11. Führt man einem Molekülverband Energie zu, dann entsteht nach einer gewissen Menge spontan eine Ordnung, die als kollektiver Zustand latent vorhanden ist. Altern ist ein Vorgang zunehmender Unordnung. Wird dem Organismus mehr Energie zugeführt z.B. in Form von Sauerstoffwasser, so könnte dies den Alterungsprozess möglicherweise hinauszögern, indem es seinen Ordnungszustand stabilisiert.

12. Die meisten Stoffwechselreaktionen laufen auf einem schmalen individuellen Streifen zwischen Oxydation und Reduktion nahe an der Grenze des Chaos ab, welche immer wieder neu zu stabilisieren ist, ähnlich wie die Schwelle für Laserbedingungen. Mehr Sauerstoff regt zweifelsfrei mehr Elektronen an, die ihrerseits die sauerstoffverwertenden Enzymkomplexe stimulieren. Zuwenig Elektronenanregung bedeutet Chaos und unwiderruflichen Untergang ganzer Zellstrukturen.

13. Der atmosphärische Sauerstoff hat mit den Photonen der Sonne den innigsten Kontakt, seine Elektronen sind von deren Lichtenergie am stärksten angeregt. Offenbar gibt es übergeordnete, photonische Resonanzfelder, die Träger holografischer Informationen sind. Die Elektronen der Sauerstoffatome sind voll davon. Der stärkste Träger von Lichtinformationen ist der Sauerstoff, der auch auf einer höheren Bewusstseinsebenen Wirkung entfalten dürfte. Am Verhalten der Elektronen können Wissenschaftler als auch Laien viel lernen! Parallele Spinangleichung bedeutet nicht kritiklose Angepasstheit, sondern die Bereitschaft einander zu verstehen. Antiparallele Angleichung bedeutet Ergänzung, im Sinne der gegenseitigen Hilfe, mehr brauchen wir nicht um zu lieben.

14. Moleküle oxydieren oder reduzieren auf der atomaren Ebene; aber auch auf der psychischen Ebene laufen ähnliche Prozesse ab. Wobei die Oxydation der gesteigerten Erwartungsenergie und der Identifikation entspricht, und die Reduktion der psychischen Verarbeitung und Integration. Der Ichbezugspunkt oxydiert, in dem er sich mit etwas identifiziert und angeregt wird. Er reduziert, in dem er entweder Erfahrungen selbstkritisch verarbeitet und in die Identität integriert (positive Reduktion) oder nur verdrängt, infolge belastender Erfahrungen (negative Reduktion). Die Folge ist stets Desillusionierung und Verlust an Begeisterung und Lebensoptimismus.

Danksagung

Mein Dank richtet sich vor allem an Herrn Dipl. Ing. Rudolf Stadermann und Herrn Helmut Reichenberger für die moralische und materielle Unterstützung, ohne die dieses Buch nicht hätte verlegt werden können.

Für manche fachliche Anregung und für inhaltliche Korrekturhinweise, danke ich an dieser Stelle Herrn Prof. Dr. med. Klaus Frederik Kopp.

Für die Durchsicht des Manuskriptes und Korrekturanmerkungen, möchte ich mich auch bei Frau Elisabeth Wänke aus Fridolfing herzlich bedanken.

Danke auch an Sabrina Bolz, für die Überlassung wissenschaftlicher Seminarunterlagen zum Thema Sauerstoffwasser und wichtiger Literaturhinweise.

Literaturnachweis

1. Duncan, John J, PH. D, randomisierte Doppelblindstudie 1997, an der Texan Woman's University in Dentan (USA) an Leistungssportlern.

2 Eble, M. J, Abt. klinische Radiologie, an der Uniklinik Heidelberg, Onkologie Heft 2, April 1995.

3 Forth, W. Prof, Pressekonferenz des Getränkeherstellers "Adelholzener" zum Thema Sauerstoffwasser in München, im April 2001, im Mutterhaus.

4 Schoenberg, M.H. Prof, Prüfung der Radikalfreisetzung nach Genuss von sauerstoffangereichertem Wasser. Drei randomisierte Doppelblindstudien in München, 1998.

5 Karlson, Doenecke, Koolman, Biochemie für Mediziner und Naturwissenschaftler, S.74, Thieme-Verlag Stuttgart, 1994.

6 Pakdaman A, Fachbeitrag: Die perorale Sauerstofftherapie (POT); Neue wissenschaftliche Erkenntnisse im Magazin "Naturheilkunde."

7 Persönliche Mitteilung von Herrn Dipl. Ingenieur R. Stadermann.

8 Heine, H, Lehrbuch der biologischen Medizin, S.287, Hippokrates Verlag GmbH, Stuttgart, 1997.

9 Forth, W. Prof, Pressekonferenz des Getränkeherstellers "Adelholzener" zum Thema Sauerstoffwasser in München, im April 2001, im Mutterhaus.

10 Schoenberg, M.H. Prof, Prüfung der Radikalfreisetzung nach Genuss von sauerstoffangereichertem Wasser. Drei randomisierte Doppelblindstudien in München, 1998.

11 Mörike, Betz, Mergenthaler, Biologie des Menschen, S.182, Verlag Quelle und Meyer, Heidelberg, 1972

12 Ardenne von M., Vortragstext Medizinische Woche, in Baden-Baden, 31.10.1987.

13 Greenpace-Mitteilungen, zum Thema über die Auswirkungen des Ozonloches, 1997.

14 Wendt L. Prof, Die Eiweißspeicher-Krankheiten, S.20-45, Haug-Verlag Heidelberg

15 Stickl, H. A. Prof, Die Kunst das menschliche Leben zu verlängern: Welche Kriterien gibt es dafür? Fachvortrag auf dem Kongress "Imago mundi, Gesundheit, Schulmedizin andere Heilmethoden, 1987 in Innsbruck.

16 ebenda.

17 Bednar, H, Strom des Lebens, Strom des Todes, Elektro- und Magnetoschmog im Kreuzfeuer, S. 188-202, Fischer Taschenbuchverlag GmbH, Frankfurt a. Main, 1995.

18 Schoenberg, M.H. Prof, Vortrag im Hotel Forum, April, 2001 in München.

19 Schoenberg, M.H. Prof, Prüfung der Radikalfreisetzung nach Genuss von sauerstoffangereichertem Wasser. Drei randomisierte Doppelblindstudien in München, 1998.

20 Müller-Autz, M.U.C, Untersuchungsbericht; Messung des Sauerstoff-Partialdruckes im arteriellen Blut, vor und nach peroraler Einnahme von supersaturiertem Sauerstoffwasser, 1999, in Heidelberg.

21 Diskussionsgegenstand zwischen Prof. E.F. Elstner und Prof. K.F. Kopp in Freising 2001, nach einer internen Mitteilung von Dipl. Ing. R. Stadermann.

22 Forth, W. Prof, Pressekonferenz des Getränkeherstellers "Adelholzener" zum Thema Sauerstoffwasser in München, im April 2001, im Mutterhaus.

23 Pakdaman A, Fachbeitrag: Die perorale Sauerstofftherapie (POT); Neue wissenschaftliche Erkenntnisse, im Magazin "Naturheilkunde."

24 Pakdaman A, Internet, mailto: Info @ pakdaman.de>, diverse Infos.

25 Pakdaman A, Internet, mailto: Info @ pakdaman.de>, diverse Infos.

26 Pakdaman, A, Internet, mailto: Info @ pakdaman.de>, diverse Infos.

27 Pakdaman, A, Internet, mailto: Info @ pakdaman.de>, diverse Infos.

28 Pakdaman, A, Internet, mailto: Info @ pakdaman.de>, diverse Infos.

29 Pakdaman A, Internet, mailto: Info @ pakdaman.de>, diverse Infos.

30 Forth, W. Prof, Pressekonferenz des Getränkeherstellers "Adelholzener" zum Thema Sauerstoffwasser in München, im April 2001, im Mutterhaus.
31 Werthmann K, Sanum Nr.15, S.3, 1991.
32 Schoenberg, M.H. Prof, Vortrag im Hotel Forum am 28.4.2001 in München.
33 Pakdaman A, Internet, mailto: Info @ pakdaman.de>, diverse Infos.
34 Pakdaman A, Fachbeitrag: Die perorale Sauerstofftherapie (POT); Neue wissenschaftliche Erkenntnisse im Magazin "Naturheilkunde."
35 Seeger, Trüb, Ferenczi, Rote Beete in der Zusatztherapie bei Kranken mit bösartigen Neubildungen, S. 39-48, Haug Verlag, Heidelberg, 1970.
36 Eble, Lohr, Wannenmacher, Onkologie Heft 2, April 1995
37 Ebenda.
38 Kübler, U, persönliche Mitteilung, Januar, 2001
39 Silbernagel, Despopoulos, Dtv-Atlas der Physiologie, S.16, Deutscher Taschenbuchverlag GmbH München, 1972.
40 Gowodan und Mitarb. in: Die lebende Zelle, S. 48, Rowohlt Taschenbuch-Verlag GmbH, Reinbek Hamburg 1977.
41 Kuno, M. D, Krebs in der Naturheilkunde, Eine Systematik der ganzheitlichen Krebstherapie, S. 53-75, Richard Pflaum-Verlag GmbH & Co KG, München, 1998.
42 Karlson, Doenecke, Koolman, Biochemie für Mediziner und Naturwissenschaftler, S.220, Thieme-Verlag Stuttgart, 1994.
43 ebenda, S.368
44 Morrison and Boyd, Lehrbuch der Organischen Chemie, S. 97, VCH Verlagsgesellschaft, Winheim, 1986.
45 Karlson, Doenecke, Koolman, Biochemie für Mediziner und Naturwissenschaftler, S.371, Thieme-Verlag Stuttgart, 1994.
46 Koch, W. F, Das Überleben bei Krebs und Viruserkrankungen, Haug Verlag, Heidelberg. 1966.
47 Heine Hartmut, Lehrbuch der biologischen Medizin, S.161, Hippokrates Verlag GmbH, Stuttgart, 1997.
48 Seeger, Trüb, Ferenczi, Rote Beete in der Zusatztherapie bei Kranken mit bösartigen Neubildungen, S.125-149, Haug Verlag, Heidelberg. 1970
49 Engler I. Wasser- und Sauerstoff-Energetisierung, S.95, Deutscher Spurbuchverlag, Baunach, 1996.
50 Frank, J, in Vitamine, Physiologie, Pathologie, Therapie, S. 173, G. Thieme Verlag Stuttgart, New York.1997.
51 Nohl und Hegner, Do mitochondria produce oxygen radicals in vivo? Europ. J. Biochem. 82 (1978) 863-867.
52 Elstner, Die antioxydative Strategie, in: Der Sauerstoff - Biochemie, Biologie, Medizin, BI. Wissenschaftsverlag, Mannheim Wien, Zürich, 1990.
53 Heine, H, Lehrbuch der biologischen Medizin, S.160, Hippokrates Verlag GmbH, Stuttgart,1997.
54 ebenda, S.159.
55 Loschen, Azzi, Richter, Flohe, Superoxide radicals as precursors of mitochondrial hydrogen peroxide. FEBS Lett. 42 (1974) 68-72
56 Frank, J, in Vitamine, Physiologie, Pathologie, Therapie, S. 174, G. Thieme Verlag Stuttgart, New York.1997.
57 ebenda, S.175
58 Forth, Henschler, Rummel, Starke, Allgemeine und spezielle Pharmakologie und Toxikologie, BI. Mannheim, Leipzig, Wien, Zürich, 1992.
59 Döll M. Sauerstoffradikale - Erhöhte Belastung durch Sport. Welchen Schutz bieten Antioxydantien? Z.f. Naturheilkunde 1994.

60 ebenda.
61 Jenkins et al, The relationship of oxygen uptake to superoxyde dismutase and catalase activity in human skeletal muscle. Int. J. Sports Med. 5 (1984) 11-14
62 Forth, Henschler, Rummel, Starke, Allgemeine und spezielle Pharmakologie und Toxikologie, BI. Mannheim, Leipzig, Wien, Zürich, 1992.
63 Schoenberg, M.H. Prof, Vortrag im Hotel Forum, April, 2001 in München.
64 Atzmüller Ch., Engler I, Ionisierter Sauerstoff, ML Verlag, Velzen1988.
65 Elstner, E.F. Der Sauerstoff - Biochemie, Biologie, Medizin, S.390, BI Wissenschaftsverlag, Mannheim Wien, Zürich, 1990.
66 Heine, H, Lehrbuch der biologischen Medizin, S.163, Hippokrates Verlag GmbH, Stuttgart,1997.
67 Frank, J, in Vitamine, Physiologie, Pathologie, Therapie, S. 177, G. Thieme Verlag Stuttgart, New York.1997.
68 Orr W. C.et al, Extension of life-span by over expression of superoxide dismutase and catalase in drosophila melanogaste. Science 236 (1994) 1128-1130
69 Heine, H, Lehrbuch der biologischen Medizin, S.165, Hippokrates Verlag GmbH, Stuttgart, 1997.
70. Schmidt G, Prof., Synthetische oder natürliche Vitamine, Vortrag Fachkongress, 1998, Karlsruhe.
71 Veris Research Summary Internet http://www.veris-online.org.
72 Schmidt G, Prof., Synthetische oder natürliche Vitamine, Vortrag Fachkongress, 1998, Karlsruhe.
73 Borstelmann S. Nutriprävention gewinnt zunehmend Bedeutung, Gesundes Leben, Jg. 3/99.
74 Wein (Extrakt) & Ernährung, Oktober 00/H (Res-Vin) BERGEMed. Pflanzliche Polyphenole und ihre Bedeutung für den menschlichen Körper. Auszug aus den Berliner Heilpraktiker-Nachrichten 2/2000.
75 Rehnbord-Center: Diverse Reporte über Forschungsergebnisse der Pflanzenextrakte.
76 Heine, H, Lehrbuch der biologischen Medizin, S.276, Hippokrates Verlag GmbH, Stuttgart,1997.
77 Batmanghelidj F. Wasser die gesunde Lösung, Ein Umlernbuch, VAK-Verlags GmbH, Kirchzarten b. Freiburg.
78 Pakdaman A, Fachbeitrag: Die perorale Sauerstofftherapie (POT); Neue wissenschaftliche Erkenntnisse im Magazin "Naturheilkunde."
79 Schoenberg, M.H. Prof, Prüfung der Radikalfreisetzung nach Genuss von sauerstoffangereichertem Wasser. Drei randomisierte Doppelblindstudien in München, 1998
80 Wodick, R. E. Prof. Dr. Dr. der Sportmedizin; Veröffentlichung eines Kurzgutachten; erstellt am 29.7.98 an der Universität in Ulm.
81 Charon J. E, Der Geist der Materie, S.25-60, Ullstein, Frankfurt am Main.
82 Binder W, Kapitel III, der Drehpunktprozess, in: Die Umpolung im Drehpunktmandala, Ein Arbeitsbuch aus der Selbstverstrickung, VNB-Verlag, Fridolfing (Manuskript) 1999.
83 Binder W, Kapitel VI, Der Ausgleich der Gegensätze durch die Energie der Mitte, in: Leben im Lebensbaum, eine Einführung, VNB-Verlag, Fridolfing 1994

Grafiken und Bildernachweis:

Abb. 3, aus Diercke Weltatlas, Georg Westermann-Verlag.
Abb. 10, Biologie, Fischer Kolleg, Fischer Taschenbuchverlag GmbH, Frankfurt a. Main.
Abb. 14, aus Oxywell-Infoprospekt, 2000.

Bücher, Nachschlagwerke

Batmanghelidj F. Wasser die gesunde Lösung, Ein Umlernbuch, VAK-Verlags GmbH, Kirchzarten b. Freiburg.

Biesalski, Schrenzenmeir, Frank, Weber, Weiß, Vitamine, Physiologie, Pathologie, Therapie, G. Thieme Verlag Stuttgart, New York.

Binder W, Krebszellen sind SOS-Zellen, Naturheilkundliche Vorbeuge- und Behandlungsmethoden in der Krebstherapie, VNB-Verlag, Fridolfing (vergriffen).

Binder W, Naturheilkundliches Ernährungsbrevier, VNB-Verlag, Fridolfing.

Binder W, Erfolgreiche Naturheilbehandlung bei Magen,- Darm,- Leber- und Galleerkrankungen, VNB-Verlag, Fridolfing (vergriffen).

Binder, W, Die kommende Lichtmaterie, Verlag für Naturmedizin und Bioenergetik, Fridolfing.

Binder W. Die Umpolung im Drehpunktmandala, Ein Arbeitsbuch aus der Selbstverstrickung, VNB-Verlag, Fridolfing (fertiges Manuskript).

Binder W, Leben im Lebensbaum, eine Einführung, VNB-Verlag, Fridolfing.

Bischof, Marco: Biophotonen, Das Licht in unseren Zellen, Verlag Zweitausenundeins, Frankfurt am Main.

Charon J. E, Der Geist der Materie, Ullstein, Frankfurt am Main.

De Duve Christian, Die Zelle Expedition in die Grundstrukturen des Lebens, Spektrum Akademischer Verlag Heidelberg, Berlin, New York

Demopoulos, Nohl und Heger, Dtv-Atlas der Physiologie, Deutscher Taschenbuchverlag GmbH, München.

Dietl, Ohlenschläger, Handbuch der Orthomolekularen Medizin, Haug-Verlag Heidelberg.

Ditfurth Hoimar von: Wir sind nicht von dieser Welt, Sachbuch, Deutscher Taschenbuchverlag GmbH, München.

Elstner E. F. Sauerstoffabhängige Erkrankungen und Therapien, BI Wissenschaftsverlag, Mannheim Wien, Zürich, 1993.

Elstner, E.F. Der Sauerstoff - Biochemie, Biologie, Medizin, BI Wissenschaftsverlag, Mannheim Wien, Zürich, 1990.

Engler I. Wasser, Deutscher Spurbuchverlag, Baunach.

Engler I. Wasser- und Sauerstoff-Energetisierung, Deutscher Spurbuchverlag, Baunach.

Flanagan, Kimberley, Purdy-Lloyd, Ms., Microcluster, Mineral Technology & Bio-Electronics of Microhydrin, by Royal BodyCare, Inc, 2301 Crow Court Irving Tx 75038 United States.

Glöckner W. Chemie, Fischer Kolleg, Fischer Taschenbuchverlag GmbH, Frankfurt a. Main.

Harper, Löffler, Petrides Weiß, Physiologische Chemie, Einführung in die medizinische Biochemie, Springer-Verlag, Berlin, Heidelberg, New York.

Heine Hartmut, Lehrbuch der biologischen Medizin, Hippokrates Verlag GmbH, Stuttgart.

Karlson, Doenecke, Koolman, Biochemie für Mediziner und Naturwissenschaftler, Thieme-Verlag Stuttgart, 1994.

Koch, W. F, Das Überleben bei Krebs und Viruserkrankungen, Haug Verlag, Heidelberg.

Kuno M. D. Krebs in der Naturheilkunde, Eine Systematik der ganzheitlichen Krebstherapie, Richard Pflaum-Verlag GmbH & Co KG, München.

Lange-Ernst M, E, Sonnenschein für die Zelle, Lebenskraft durch Vitamin E, Semara AG Glarus/Schweiz.

Lense F. Biologie, Fischer Kolleg, Fischer Taschenbuchverlag GmbH, Frankfurt a. Main.

Mayer-Tasch, Malunat, Strom des Lebens, Strom des Todes, Elektro- und Magnetoschmog im Kreuzfeuer, Fischer Taschenbuchverlag GmbH, Frankfurt a. Main.

Morrison and Boyd: Lehrbuch der organischen Chemie VCH Verlagsgesellschaft, Winheim 1986.

Nagel H. Chemie für die Krankenpflegeberufe, Thieme Verlag Stuttgart.

Oxywell GmbH, München, Überlassung mehrerer internationaler Manuskripte über Forschungsergebnisse der peroralen Sauerstoffanwendung.

Popp, Warnke, König, Peschke: Elektromagnetische Bioinformation, Urban & Schwarzenberg, München.

Reckeweg, H. H. Homotoxikologie, Ganzheitsschau einer Synthes der Medizin, Aurelia Verlag Baden Baden.

Rehnbord-Center: Diverse Reporte über Forschungsergebnisse der Pflanzenextrakte.

Seeger, Trüb, Ferenczi, Rote Beete in der Zusatztherapie bei Kranken mit bösartigen Neubildungen, Haug Verlag, Heidelberg.
von Ardenne M. Gesundheit durch Sauerstoff-Mehrschritt-Therapie, Nymphenburger Verlagsbuchhandlung, München.
Wendt L. Die Eiweißspeicher-Krankheiten, Haug-Verlag Heidelberg
Und: diverse Artikel aus verschiedenen Fachjournalen, deren Aufzählung ich mir hier erspare.

Glossar

Absorption: Aufnahme, Aufsaugen.

Abwehrorgane, hierzu zählen alle Lymphknoten, Thymusdrüse, Mandeln, Milz, Blinddarm, Bindegewebe und die Darmschleimhaut im Dünndarm (Payerschen Plaques).

Abwehrzellen, sind verschiedene Zellen des Immunsystems, die aus dem Bindegewebe ins Blut eingeschleust werden um z.B. einer Infektion entgegenzuwirken. Abwehrzellen kommen in großer Zahl in den Abwehrorganen vor.

Adenosintriphosphat, ein energiereiches Coenzym (ATP), das im Citronensäurezyklus und in der Atmungskette synthetisiert wird und in der Zelle Phosphorsäure als Energiestoff abgibt und dabei in das energieärmere ADP (Adenosindiphosphat) übergeht. ATP ist, salopp gesagt, der chemische Treibstoff der Zellen und kann nur in Anwesenheit von Sauerstoff hinreichend synthetisiert werden.

Adipositas: Fettleibigkeit.

Akzeptor: Molekül, das Elektronen aufnimmt.

Alveolen: Bläschenartige Ausstülpungen im Endabschnitt der Bronchien, durch deren dünne Membranen Sauerstoff und Kohlendioxid mit der Atmosphäre ausgetauscht werden.

Aminosäuren: Die kleinsten Bausteine der Eiweiße, die der Körper zum Aufbau seiner Substanz benötigt. Derzeit sind 25 Aminosäuren bekannt, davon zehn essentielle, d.h. diese müssen mit der Nahrung zugeführt werden, da sie der Körper selber nicht synthetisieren kann.

Anaphylaxine: Ein körpereigener Stoff, der bei Schockreaktionen frei wird und Krämpfe sowie Blutverteilungsstörungen (Kollaps) auslöst.

Angina pectoris: Durchblutungsstörung der Herzkranzgefäße mit Brustenge, Atemnot und Herzangst.

Antigene, sind körperfeindliche, giftige Stoffe, die durch Antikörper neutralisiert bzw. unschädlich gemacht werden.

Antioxydantien: Organische oder anorganische Zusätze, welche die Oxydation blockieren, bzw. reduzieren. A. werden in der Technik z.B. in Schmierölen und zur Haltbarkeit von Lebensmitteln vielfältig eingesetzt. In sauerstoffabhängigen Organismen, verhindern A. überschießende Reaktionen von Radikalen. Natürliche A. kommen vor allem reichlich in pflanzlichen und tierischen Fetten vor. Antioxydative Wirkung haben z.B. die Vitamine A (Betacarotin) E und C. Von den Spurenelementen ist Selen ein wichtiges Antioxydanz, das z.B. die fetthaltigen Zellmembranen vor Peroxydation schützt. Immer mehr antioxydative Bedeutung gewinnen die Pflanzenbegleitstoffe, siehe auch S.106.

Antiviral: Die Wirkung von Stoffen oder Methoden, die Viren töten oder unwirksam machen.

Arteriosklerose: Verhärtung der Arterien durch Calcium- und Cholesterineinlagerung in die Gefäßwände. Die Folgen sind Elastizitätsverlust, Hochdruck und verminderte Durchblutung in allen Organen.

Ascorbinsäure: Chemische Bezeichnung des Vitamin C.

Asthma: Anfallartig auftretende Atemnot, wobei die Ausatmung erschwert ist infolge Verengung der kleinen Bronchien.

Ausbelastung: Extrembelastung oder körperliche oder seelische Belastung, die an die Grenzen des Zumutbaren geht.

Bakterizid: Die Wirkung von Stoffen oder Methoden, die Bakterien töten oder unwirksam machen.

Base: Eine Lösung oder Flüssigkeit mit einem erhöhten pH-Wert, der über 7,4 liegt. Wenn z.B. der Urin einen erhöhten pH-Wert aufweist, besteht, wenn auch nicht immer, Krebsverdacht, siehe auch pH-Wert.

Bindegewebe: Zwischengewebe in allen Organen, das letztere stützt und einbindet bzw. zusammenhält. Zum Bindegewebe gehören auch die Knorpelzellen und das Knochengewebe. Das Bindegewebe ist weniger wasserhaltig als die Organzellen, doch um so weitmaschiger, und es ist reich an elastischen Fasern. Aus ihm generieren die meisten Immun- und Blutzellen, daher ist es neben der Darmflora das entscheidende Abwehrorgan. In ihm ist die Transitstrecke, über welche der Sauerstoff, das Wasser und die Nährstoffe sowie die Schlacken zwischen den Organzellen hin- und her pendeln. Mit der zunehmenden Verschlackung des Bindegewebes altert jeder Organismus.

Biologische Wertigkeit: Ein Lebensmittel ist um so hochwertiger je vollständiger der essentielle Nährstoffanteil ist (Aminosäuren, Vitamine, Fette etc.). Manche Kombinationen steigern die biologische Wertigkeit z.B. Kartoffel und Ei. Die B.W. kann auch im Redoxpotential dargestellt werden. Je höher dieser Messwert, desto geringer das reduktive Potential. Die besten Ergebnisse zeigen naturbelassene Lebensmittel, die schonend zubereitet sind (H. Heine, 1997 [74]). Bei Messwerten ab 200 mV geht das reduktive Potential drastisch zurück und fördert die Radikalbildung und damit oxydativen Stress infolge falscher Ernährung.

Botenstoffe, sind Stoffe oder Moleküle, die bei chemischen Reaktionen aus Zellen freigesetzt werden um andere Reaktionen oder Prozesse einzuleiten z.B. das Leukotaxin, siehe auch dort.

Carboanhydrase (CA): Wichtiges Enzym, das den schnellen Wechsel zwischen Aufnahme und Abgabe von Sauerstoff und Kohlendioxyd in den roten Blutkörperchen ermöglicht. Weiters spielt die CA bei der Entsäuerung in der Niere eine wichtige Rolle, indem es die Wasserstoffprotonenausscheidung beeinflusst.

Chemotoxisch, bezeichnet man Stoffe oder Flüssigkeiten, die chemische Verbindungen enthalten, die für Organismus schädlich sind.

Chinone: Kristalline gelb bis rotgefärbte charakteristisch riechende, flüchtige Verbindungen, die sich durch grosse Reaktionsbereitschaft auszeichnen (Carbonylgruppen). Bei Wasserstoffreduktion entstehen die Hydrochinone, siehe Atmungskette. Die Chinone stellen das Grundgerüst zahlreicher Pflanzenfarben (Naturfarbstoffe) dar und manche haben Antikrebswirkung.

Coenzym: Lockerer Bestandteil eines Enzyms (prosthetische Gruppe), das sich vom Enzym lösen kann und seine Elektronen- oder Ionenfracht durch Andocken auf ein anderes Enzym überträgt und dadurch oxydiert, d.h. wieder frei wird für die nächste Runde. Ein Coenzym oxydiert dann, wenn es seine Wasserstoff-Fracht abgibt; es wird reduziert, wenn es Wasserstoff aufnimmt. Coenzyme sind vergleichbar mit LKWs, welche die Ware der jeweiligen Substrate von einem zum anderen Enzym verfrachten. Ein erheblicher Teil der Coenzyme besteht aus Vitaminen.

Co-Faktoren: Co-Faktoren sind Vitamine, vor allem der B-Gruppe z.B. Nicotinsäure und Nikotinsäureamid, die in den wasserstoffübertragenden Oxyreduktasen (Enzyme) den prosthetischen Anteil bilden und während der Arbeit immer wieder neu regeneriert werden müssen.

Darmbakterien pathogene: Bakterien im Darm, die durch Infektion oder infolge von Fehlernährung die Darmflora aus dem Gleichgewicht bringen. Erstes Anzeichen sind ständige Blähungen.

Darmsanierung: Naturheilkundliche Maßnahme, bei welcher durch Ernährungsumstellung und durch Verabreichung von Bifidusbakterien das physiologische Gleichgewicht der Darmflora wiederhergestellt wird. Es gibt auch direkte Darmspülungen z.B. die Hydrocolontherapie.

Degranulation: Biochemische Reaktion in Granulozyten (Abwehrzellen), bei der sich während der Verdauung des eingeschlossenen Bakteriums, die gekörnte Musterung im Zell-Leib zurückbildet.

Dehydration: Entzug oder Verlust von Wasser.

Diffusion: Ursprünglich langsame Durchdringung und Vermischung von zwei unterschiedlich konzentrierten Flüssigkeiten. Wenn Gase (Sauerstoff oder Kohlendioxyd) ins Blut eintreten, dann diffundieren sie auf Grund er unterschiedlichen Druckverhältnisse ins Blut, entweder über die Lunge oder aus der Zelle (CO_2).

DNS: Desoxyribonukleinsäure, fadenförmiges Molekül im Zellkern, das wie eine Doppelspirale aussieht und in der die Erbinformation des Organismus gespeichert ist. Die DNS kommt in jeder Zelle vor und steuert alle Zellfunktionen, u.a. auch die Zellteilung.

Donator: Molekül, das Elektronen abgibt.

Doppelblindstudie, randomisierte: Klinisch-wissenschaftliche Untersuchungsmethode, in der die Versuchspersonen in verschiedene Gruppen eingeteilt werden (randomisiert) und weder die Probanden noch die Untersucher wissen (Doppelblind), ob es sich bei dem verabreichten Stoff um ein Placebo-Präparat oder einen pharmakologisch wirksame Substanz handelt. Randomisierte Doppelblindstudien sind zeitlich sehr aufwendig und teuer.

Elektronennahrung: Je reicher die Nahrung an Elektronen, desto mehr oxydative Verwertungsmöglichkeiten! Pappschachtelkost, Konserven und Instantbrühen sind nicht nur arm an Sauerstoff, sondern auch arm an natürlichem Wasserstoff, wobei hierdurch *zuwenig angeregte* Elektronen in der Endoxydation den Enzymen zur Verfügung stehen, siehe auch Biologische Wertigkeit.

Enzym: Hochmolekularer Eiweißkörper, der alle Abläufe des Eiweiß-, Kohlehydrat- und Fettstoffwechsels wesentlich beschleunigt, ohne sich selbst zu verändern. Häufig haben Enzyme in ihrem Aktionszentrum eine oder mehrere Metallionen, die ihre Spezifität ausmachen. Nach ihrer Funktion teilt man sie in sechs Hauptgruppen ein.

Elektronen: Negative Ladungen, die in unterschiedlichem Abstand um die Atomkerne kreisen und von einer Bahn in die eines anderen Atomkerns übertragen werden können. Elektronen können entweder nur als Welle oder als Energiepunkt mathematisch erfasst werden. (Welleteilchen-Dualismus).

Elektronen, ungepaarte: Elektronen, die ohne Partner in einer Elektronenschale kreisen und nach Ladungsausgleich streben.

Elektrosmog: Gesamtheit der uns umgebenden elektrischen und elektromagnetischen Strahlung, die von der Technik erzeugt wird. Die Auswirkungen auf biologische Systeme sind noch lange nicht erforscht und sie dürften manche negativen Erkenntnisse bringen.

Energiegefälle: Elektrochemische Differenz oder Unterschied zwischen zwei Molekülen, z.B. Coenzymen.

Entropie: Ein Maß für Unordnung, die nicht umkehrbar ist . In der unbelebten Welt herrscht die Tendenz sich auf einen Zustand immer grösserer Unordnung hinzubewegen z.B. bei den Durchmischungseffekten.

Enzymkomplexe: siehe Enzymstraße.

Enzymstraße: Enzymkomplex, in dem eine Reihenfolge von chemischen Reaktionsschritten abläuft. Am Beginn der Straße stehen solche Enzyme, die ein niedriges Redoxpotential aufweisen und daher ihre überschüssigen Wasserstoffprotonen leicht abgeben. Die nachfolgenden Enzyme haben ein höheres Potential, deshalb können sie den Wasserstoff leicht aufnehmen.

Erythrozyten: Die roten Blutkörperchen im Blutplasma, die Sauerstoff und Kohlendioxyd transportieren.

Essentielle Stoffe: Alle Stoffe, die dem Körper für seine Erhaltung zugeführt werden müssen, darunter vor allem Sauerstoff und Wasser! Zudem Aminosäuren, Vitamine, Mineralien und Spurenelemente.

Essigsäure, aktivierte: Energiereiches Eingangsprodukt im Citronensäurezyklus, das über sieben enzymatische Reaktionsschritte zur Oxalsäure abgebaut wird, wobei die freiwerdende Energie zum Aufbau oder zur Synthese energiereicher Phosphate verwertet wird (ATP).

Fäulnisstoffe, sind Zerfallsprodukte im Darm, die infolge von Gärungsprozessen dem Organismus schaden z.B. Idol und Scatol.

Fenton-Reaktion: Eine chemische Reaktion bei der ein ionisiertes Eisenatom mit Wasserstoffperoxyd reagiert und dabei das Hydroxylradikal entsteht.

Fettsäuren: Kettenmoleküle aus Kohlenstoff- und Wasserstoffatomen, entweder gesättigt oder ungesättigt. Die ungesättigten Fettsäuren haben noch Freiplätze für Wasserstoffatome, daher sind sie z.B. für den Einbau in die Zellmembrane geeigneter. Fettsäuren sind für die Energiegewinnung notwendig und als Rohmaterial für den Aufbau der Zellen. Bei der Synthese von Gewebshormonen ist der Verbrauch am größten z.B. an Cholesterin (VDL, HDL). Am reichlichsten kommen ungesättigte Fettsäuren in Pflannzenölen vor z.B. Distelöl, Sonnenblumenöl, Maiskeimöl, Weizenkeimöl, Leinöl und Sojabohnenöl. Die fettlöslichen Vitamine sind dort am stärksten konzentriert.

Gärung: Vorgang, bei dem unter Abwesenheit von Sauerstoff Stoffumwandlungen stattfinden. Am häufigsten werden Kohlehydrate vergärt, z.B. wenn Traubensaft in den Most übergeht.

Glucose: Traubenzucker.

Glutathionperoxydase (GPO): Enzym, das sich in den roten Blutkörperchen befindet und vor der Peroxydation lipidhaltiger Membrane schützt. Es reduziert Wasserstoffperoxyde wie auch Lipidhydroperoxyde u.a. Während sportlicher Aktivitäten steigt die Konzentration der GPO an, weil durch das zunehmende Sauerstoffdefizit (marginale Hypoxie) ein Ungleichgewicht zugunsten der Radikale droht.

Granulation: Vorgang während der Mauserung von Leukozyten, bei welcher im Zell-Leib eine gekörnte Musterung erscheint. G. ist ein Hinweis auf die Einsatzfähigkeit des Leukozyten.

Granulozyten: mobile Abwehrzellen, die in ihrem Zell-Leib ein gekörntes Muster aufweisen z.B. die Leukozyten.

Haber-Weiß-Reaktion: Eine chemische Reaktion, bei der ein ionisiertes Eisenatom mit Wasserstoffperoxyd und einem Superoxydanionradikal reagiert und dabei das Hydroxylradikal entsteht.

Häm: Eisenkomplex-Salze, in denen das Eisen zwei- oder dreiwertig ist z.B. Hämoglobin, Cytochrom-Oxydase, Peroxydasen usw.

Hämoglobin: Eisenhaltiges Molekül im roten Blutkörperchen, das sich mit dem Sauerstoff oder Kohlendioxyd verbindet. Jedes Molekül hat vier Transportplätze für den Sauerstoff frei. In einem roten Blutkörperchen können ca. 200 Mio. Hämoglobinmoleküle lokalisiert sein.

Histamin: Gewebshormon, das in allen Organen vorkommt und bei allergischen Reaktionen freigesetzt (aktiviert) wird.

Hohlraumresonator: Ein hohlräumiger Körper, in dem elektromagnetische Wellen durch seine besondere Struktur und innere Reflexion verstärkt und gespeichert werden können. Das Speichervermögen hängt entscheidend von der Struktur ab. Einfaches Beispiel dafür ist der Klangkörper eines Musikinstrumentes.

Holografische Information: Ganzheitliche Information, die aus einem Ereignis den Bedeutungsgehalt und sämtliche damit in Zusammenhang stehenden Ereignisse oder den Gesamtvorgang vermittelt.

Homöostase: Dynamischer Gleichgewichtszustand aller körperlichen Vorgänge, den jeder Organismus mittels komplexer Autoregulationsmechanismen anstrebt um zu überleben.

Hormone: Komplexe Botenstoffe, die in den Hormondrüsen gebildet werden. Es gibt Steuerhormone und Gewebshormone. Erstere haben eine übergeordnete Funktion und Wirkung auf den gesamten Stoffwechsel z.B. das Schilddrüsenhormon oder das Insulin, während Gewebshormone lokale Wirkungen entfalten z.B. Histamin.

Hypoxanthin: Ein Stoff aus den Kerneiweißen der Zelle, der vermehrt bei muskulärer Belastung im Blutplasma auftritt und ein Parameter ist für radikalische Reaktionen.

Hypoxie, ist ein unterschwelliger Sauerstoffmangel; er kommt häufig bei erniedrigten O_2-Partialdruck vor, siehe auch dort.

Immunglobuline: Antikörper, siehe auch dort.

Immunozyten: Abwehrzellen.

Induktion: In diesem Zusammenhang Erregung oder Beeinflussung.

Insulin: Ein Hormon aus der Bauchspeicheldrüse, das den Einbau von Zucker in die Zellen regelt.
Ionen: Energiereiche Atome (Kationen + und Anionen -). Wenn ein Atom ein Elektron verliert, ist es plus geladen (Kation), minus wenn es überschüssige Elektronen aufweist (Anion). Ein Wasserstoffatom z.B. das sein Elektron abgibt, ist positiv geladen und wird zum einsamen Proton.

Irreversibel, nicht mehr umkehrbar.

Kaskadenphänomen, siehe Sauerstoffkaskade

Katalase: Ein weit verbreitetes Enzym, das die Zerlegung von radikalischen Wasserstoffperoxyd in Wasser und Sauerstoff katalysiert. Sie ist wirksamer Bestandteil der Peroxydasen.

Kohärenz: Ein Zustand in dem sich Wellen überlagern und verstärken. Dadurch entsteht ein geordnetes Energiefelde in dem die Wellen oder Photonen sozusagen im Gleichschritt gehen, wie bei Laserbedingungen.

Kohlendioxyd: (CO_2) Ein Stoffwechselendprodukt aus dem Citronensäurezyklus, das vom Blut zur Lunge abtransportiert und dort gegen Sauerstoff ausgetauscht wird.

Kollektiv, gemeinsam, viele.

Kolloide: Meist halbflüssiger Materiezustand, in dem die Stoffe noch nicht ihre endgültige Form angenommen haben und noch strukturierbar sind.

Konzentrationsgradient, ist ein elektrochemisches Energiegefälle, das sich entlang einer Membran aufbaut und chemische Reaktionen auslöst.

Korrelation: Wechselbeziehung, Abhängigkeiten.

Laserschwelle, ist ein Phasenübergang, in dem eine bestimmte Menge angeregter Elektronen gegeben ist, die durch weitere Verstärkung sich kohärent überlagern und Laserwirkung entfalten können.

L-Carnitin: Ein Vitaminoid (B_T), das vom Körper synthetisiert wird und z.B. in den Mitochondrien am Umbau der Fettsäuren beteiligt ist.

Leukotaxine, sind biochemische Stoffe, welche Abwehrzellen (Leukozyten) anlocken z.B. Stoffe die von Bakterien ausgeschieden werden.

Lipide: Fettsäuren, deren Bedeutung vor allem im Aufbau von Zellmembranen und wichtiger Hormone liegt. Man unterscheidet gesättigte und ungesättigte Lipide.

Lipidhydroperoxyde: Zu den bekanntesten zählt das Hydroxylradikal, das die Struktur der Zellmembrane zerstört, siehe auch Lipidperoxydation.

Lipidperoxydation: Ein Vorgang, bei dem die mehrfach ungesättigten Fettsäuren der Zellmembrane durch Radikale oxydieren und somit zerstört werden. Die Zerstörung läuft dabei in einer Kettenreaktion ab (Kaskadenphänomen).

Lymphozyten, eine besondere Klasse mobiler Abwehrzellen.

Makrophagen, eine besondere Klasse mobiler Abwehrzellen.

Migration: Die Fähigkeit der Abwehrzellen durch die Gefäßwand oder Membrane zu schlüpfen um einen Ortswechsel durchzuführen.

Mineralien, sind lebensnotwendige, anorganische Stoffe (Mengenelemente) z.B. Natrium, Kalium, Chlor, Calcium, Magnesium, Phosphor und Schwefel. Wegen ihrer elektrischen Ladung (Ionen) können sie Wassermoleküle an sich binden, daher haben sie einen entscheidenden Einfluß auf den Wasserhaushalt der Zellen.

Mitochondrien: Kleine bohnenförmige Eiweißkörper, die in allen Zellen in unterschiedlicher Zahl vorkommen (bis zu 6000 in einer Zelle). In ihnen laufen über den Citronensäurezyklus und die Atmungskette alle Energiegewinnungsprozesse ab. In sauerstoffverbrauchenden Geweben, z.B. Herzmuskel-, Nieren-, und Skelettmuskelzellen, sitzen die Mitochondrien meist in dichten Paketen nebeneinander, d.h. sie vernetzen die Sauerstoffverwertung und Energiegewinnung, um während der Voll-Lastzeiten den Spitzenverbrauch an ATP zu gewährleisten. Mitochondrien können nur bei ausreichendem Sauerstoff arbeiten.

Molekül, sind kleinste Verbindung aus mindestens zwei Atomen.

NADPH-Oxydase, ein wasserstoffübertragendes Coenzym.

Nativausstrich: Ungefärbter Blutausstrich auf einem Objektträger.

Negentropie: Ein Maß für Ordnung, die der Entropie entgegengesetzt ist. Nach Jean E. Charon, siehe S.132, ist der Zuwachs an Informationen eine Möglichkeit der Entropie entgegenzuwirken. Die effektivste Information ist die Liebe und sie ist holografisch, siehe dort.

Orthomolekulare Medizin: Der Begriff stammt von dem zweifachen Nobelpreisträger Leinus Pauling, der ihn in die Medizin einführte. Orthos bedeutet richtig und molekular bedeutet Bausteine oder Substanzen. Die OM. geht davon aus, dass ein Organismus erst dann gesund ist wenn die Mischung der molekularen Bausteine und Vitalstoffe, insbesondere die Vitamine, Mineralien und Spurenelemente, in einem ausgewogenen Verhältnis sind. Es kommt also nur darauf an den Mangel zu beheben. Hauptgefahr der OM. ist allerdings die Überdosierung!

O_2- Partialdruck: Der Sauerstoffdruck um Blut, der vom Sauerstoffgehalt und Druck der Atmosphäre bestimmt wird. Je niedriger z.B. der atmosphärische Druck ist, desto niedriger der O_2-Partialdruck (Bergsteiger).

Oxyd: Jeder Stoff, der mit Sauerstoff eine Verbindung eingeht, ist ein Oxyd.

Oxydation: Allgemein der Entzug von Elektronen, indem der Sauerstoff letztere an sich bindet.

Oxyreduktasen, sind Enzyme, die den Sauerstoff oder Wasserstoff zwischen den Stoffen übertragen und so die Oxydation des einen oder die Reduktion des anderen Stoffes bewirken.

Paradigma, die vorgegebene oder überkommene Rahmenbedingung, welche Sachverhalten oder Phänomene aus einer ganz bestimmten Perspektive betrachtet (Interpretationsweise) und Lösungsregeln angibt. Seit der Einführung der Quantenmechanik, und nicht zuletzt die neueren Erkenntnisse in der Photonenforschung, steht die Wissenschaft vor dem größten Paradigmawechsel aller Zeiten.

Peroxydase: Ein Enzym, das oxydierend wirkt, indem es aus Peroxyden molekularen Sauerstoff frei macht, z.B. die Glutathionperoxydase. Peroxydasen kommen vor allem in den Weißen und Roten Blutkörperchen vor.

Peroxyde, sind Verbindungen, in denen eine Sauerstoffkette vorliegt, z.B. Wasserstoffperoxyd oder Natriumperoxyd.

Pflanzenbegleitstoffe, sekundäre: Die sekundären Pflanzenbegleitstoffe bilden die Grundlage der pflanzlichen Matrix, ähnlich wie das Bindegewebe in tierischen Organismen. Sie regeln und erhalten das Wachstum und den Stoffwechsel der Pflanze und immunisieren gegen Schädlinge. Maßgeblich sind sie am Einbau und der Positionierung pflanzlicher Vitamine und Wirkfaktoren beteiligt z.B. die fettlöslichen in der Ölmatrix. Durch ihre ordnende Übertragungsfunktion, können die Vitamine, Mineralien, Spurenelemente, Abwehr- und Farbstoffe eine effektivere Redoxwirkung entfalten. Quasi sind sie die Disponenten der Vitamine, wodurch letztere von den Enzymen als Co-Faktoren besser verwertet werden. Die hohe antioxydative Wirkung mancher Pflanzenbegleitstoffe, z.B. der Weinphenole, übersteigt die der Vitamine bis zu 25%. Zu Recht werden sie neuerdings als die Vitamine des dritten Jahrtausends bezeichnet.

Pflanzenmatrix: Das Grundgewebe aller Pflanzen, das die Versorgung der Knospen und Blüten sicherstellt z.B. Chinone, siehe dort. Die Pflanzenmatrix ist in den Phytogenen gespeichert.

Pfortaderkreislauf: Das Gefäßsystem, welches das Blut aus der Bauchhöhle der Leber zuführt.

Plasma, der flüssige Teil des Blutes.

Phagozytose, ist der Freßvorgang der Abwehrzellen, bei der Bakterien, Viren und Zelltrümmer verdaut werden.

Phosphorylierung, ist die Anlagerung eines Phosphorsäurerestes an eine organische Verbindung um chemische Energie zu gewinnen. Solche Reaktionen finden z.B. in den Mitochondrien statt.

Photonen: das kleinstes Energiequant ohne Masse und Eigenladung, das mit Lichtgeschwindigkeit Energie oder eine Information überträgt. Photonen regen Atome und Elektronen an, siehe auch S.133.

pH-Wert, ist der Wert, welcher die Wasserstoffionenkonzentration in Körperflüssigkeiten angibt. Das arterielle Blut hat z.B. einen pH-Wert von 7,4. Werte darunter sind ein Hinweis auf erhöhte Ionenkonzentration und damit auf zunehmende Übersäuerung. Im Umfeld von Krebsgewebe ist z.B. der pH-Wert stets erniedrigt.

Probanden, sind Personen die sich für eine wissenschaftliche Studie bzw. Untersuchung zur Verfügung stellen.

Prostaglandine, sind Gewebestoffe, welche in aktivierter Form (bei Verletzungen) die Durchblutung fördern. P. kommen reichlich in Drüsen vor.

Prosthetisch, die nichteiweißhaltiger Bestandteil von Enzymen, siehe auch unter Coenzyme.

Proton, ein positiv geladener Atomkern, der ein Elektron abgegeben hat.

Radikale, sind spezielle Atome, die einen Überschuss an negativer Ladung mit sich führen (Elektronen) die unausgewogen ist. Grund der Unausgewogenheit, sind ungepaarte Elektronen, die nach Ladungsausgleich streben.

Radikalgruppen: Die Radikale werden nach ihrer Stoffzugehörigkeit in Gruppen unterteilt. Das sind u.a. die aktivierten Sauerstoffstufen (Superoxydanion-R., Hydroxyl-R., Perhydroxyl-R., Singulett-Sauerstoff-Molekül, Ozon, Wasserstoffperoxyd).
Schwefelwasserstoffgruppen (SH-Gruppe) z.B. das Sulfhydril-Radikal.
Und andere organisch-chemische Radikale (Methy-, Penyl-, Alkoxyl-, und Peroxyl-Radikal) aus der Kunststoffindustrie.

Radikalfänger: Die Biochemie unterscheidet enzymatische, d.h. zellständige Radikalfänger z.B. die SOD, GPO, Katalase usw., von nichtenzymatischen, die also von außen mit der Nahrung zugeführt werden, z.B. die bekannten Antioxydantien Vitamin A, E, Betacarotin und C sowie einige Pflanzenbegleitstoffe.

Redoxsysteme, sind Reduktions-Oxydationssysteme. Wenn zwei Moleküle z.B. Coenzyme, chemisch miteinander reagieren und in wechselnder Folge sich oxydieren oder reduzieren, so bilden sie ein Redoxsystem.

Redoxwirkung: Die Stoffe und Substanzen, welche eine positive Bilanz der reduzierenden und oxydierenden Prozesse bewirken und die entsprechende antioxydative Ressourcen schonen. Lebens- und Nahrungsergänzungsmittel, die reduzierend wirken, d.h. ihren Elektronenüberschuss abgeben können, helfen den Enzymen Radikale zu neutralisieren und verbessern das Redoxpotential in der Atmungskette (Cytochromoxydase und Katalase), wodurch die Energiegewinnung und Wassersynthese gesteigert werden kann.

Reduktion, ist der Entzug von Sauerstoffatomen oder die Aufnahme von Elektronen oder Wasserstoff.

Referenzwert: Ein Wert oder Maßstab, der festlegt, inwieweit ein Befund im Normbereich liegt oder nicht.

Ribosomen: Kleine Körnchen im Zell-Leib, in denen die Eiweißsynthese stattfindet, siehe auch Ribonukleinsäure.

RNS: Die Ribonukleinsäure überträgt die Information der DNS in die Zelle um dort Aminosäuren in den Ribosomen aufzubauen, siehe auch DNS und Ribosomen.

Sauerstoffkaskade: Eine komplexe Reaktion in Abwehrzellen z.B. Leukozyten, in welcher Radikale durch eine chemische Kettenreaktion Bakterien, Viren oder Zellgifte (Antigene) zerstören.

Sauerstoffspezies reaktive, sind Radikale die aus molekularem Sauerstoff entstehen, indem er aktiviert werden.

Scavenger: Eine Begriffsübernahme aus dem Englischen, was etwa bedeutet "Reiniger." Es sind die von außen zugeführten Radikalfänger, welche Kettenreaktionen unterbrechen können, z.B. die bekannten Antioxydantien Vitamin A, E, Betacarotin, und C. Zu den Scavengern zählen heute auch zunehmend die Pflanzenbegleitstoffe, siehe dort.

Signifikant, eindeutig, bedeutend.

Spin: Die Eigendrehung des negativ geladenen Elektrons.

Spin, ungesättigter: Ein Synonym für ein ungepaartes Elektron. Ist ein Spin ungesättigt, so fehlt ihm der Ausgleich eines Gegenspins z.B. wenn in einer Schale nur ein Elektron kreist. Alle Radikale haben einen ungesättigten Spin.

Stoffwechsel: Die Gesamtheit aller chemischen Prozesse, die am Aufbau, Umbau und Abbau von Stoffen im Organismus beteiligt sind. Wesentlich beschleunigen die Enzyme den Stoffwechsel. Für seine Funktion sind Vitamine, Mineralien und Spurenelemente unerlässlich.

Substitutionstherapie; eine Therapie, in der meist körpereigene Stoffe oder deren Vorstufen verabreicht werden um einen Mangel auszugleichen, siehe Orthomolekulare Therapie.

Superoxyd-Dismutase (SOD): Ein antioxydatives Enzym, das in hoher Konzentration in der Leber, Niere, in den Gehirnzellen, in den roten Blutkörperchen (Erythrozyten) sowie im Bindegewebe vorkommt. Im zentralen Teil, dem Aktionszentrum, sind die Metallionen Zink, Kupfer und Mangan lokalisiert. Die SOD baut ca. 80% des Superoxydanionradikals zu Wasserstoffperoxyd ab. Man schätzt, dass die SOD täglich etwa 10.000 *oxydative hits* enzymatisch neutralisiert bzw. transformiert.

Thermik: Temperatur, von bis.

Toxisch: Giftig, schädlich.

Übersäuerung, ist ein erniedrigter pH-Wert, meist als Folge von Fehlernährung und mangelnder enzymatischer Entschlackung, siehe auch unter pH-Wert.

Umkehreffekt: der das Gegenteil bewirkende Effekt; entweder durch zu hohe Dosierung z.B. Radikalbildung infolge Übervitaminisierung, oder im positiven Sinne, durch homöopathische Umstimmung z.B. mit Informationstherapie.

Verdauung: Ein Vorgang, der mechanischen und enzymatischen Aufspaltung der Nahrung über den Mund, Magen und Darm, sowie deren Ausscheidung.

Vitamine: Die lebensnotwendigen, organischen Verbindungen, die von vielen Organismen nicht oder nur unzureichend synthetisiert werden können und daher als essentielle (notwendige) Nährstoffe neben anderen zugeführt werden müssen.

Vitro, in: Im Reagenzglas erforschte Reaktionen, die jedoch nur bedingt auf die Lebensprozesse in Organismen übertragbar sind.

Wasserhaushalt: Die Regulierung der Wasseraufnahme und der Ausscheidung über Haut, Lunge und Niere sowie die Wasserverteilung in Körpergeweben, außerhalb und innerhalb der Zellen. Er hängt ab von der Konzentration der Mengenelemente bzw. Ionen (Natrium, Kalium, Chlor, Magnesium, Phosphor ect.) und von hormonellen Einflüssen z.B. vom adiuretischen Hormon. Mit zunehmendem Alter verliert jeder Organismus immer mehr Wasser.

Wasserstoffperoxyd, ist eine toxische, radikalische Zwischenstufe und wird z.B. auch als Desinfektionsmittel in der Industrie und bei der Sterilisation eingesetzt. Neutralisiert wird es durch die Peroxydase.

Zelle: Die kleinste Funktionseinheit in organischen Geweben. Die Zelle besteht aus einem Zell-Leib (Zytoplasma) der Zellhaut und dem Zellkern. Im Zell-Leib werden in den Organellen (das sind die verschiedenen Werkstätten) alle wichtigen Produktionen für die Organfunktion hergestellt. Die Zellhaut (Membran) überwacht den Aus- und Einstrom von Schlacken und Nährstoffen; über sie wird auch Energie synthetisiert. Der Zellkern ist das Steuerzentrum, die Kommandozentrale.
Zellplasma, ist der Teil, der außerhalb des Zellkernes die Zelle ausmacht.
Zytotoxisch, giftig, für Zellen tödlich.

Drei Bücher vom gleichen Autor

Naturheilkundliches Ernährungsbrevier mit Top-Vollwertrezepten für gesunde und kranke Tage
Eine Einführung in die naturheilkundliche Ernährungslehre, in leicht verständlicher Form. Im Buch sind die wichtigsten Lebensmittel und ihre Heilwirkung dargestellt, und bei welchen Krankheiten sie helfen. Zudem sind 100, in VHS- Kochkursen erprobte Vollwert-Kochrezepte zu einer umfassenden Heilkost zusammengestellt. Das Buch schließt eine Lücke in der Krankenheilkost! Mit diesem Rezeptbuch haben Sie einen wertvollen Ratgeber in gesunden und kranken Tagen. F.15x21, S.372, Paperback, 34,- DM, 4. Auflage.
ISBN 3-9800985-3-2.

Praktisches Arbeitsbuch der Homöopathie mit einer Anleitung zur Arzneimittelfindung
Hier liegt endlich für jedermann ein homöopathisches Arbeitsbuch vor, das *in überschaubarer Anordnung* ein vollständiges Indikationsverzeichnis aller homöopathischen Mittel enthält. Dieses praktische Arbeitsbuch wurde so konzipiert, dass selbst ein Nichtfachmann sein Arzneimittel treffsicher bestimmen kann. F.16x22, S.799, geb. mit Schutzumschlag und Griffregister, 98,- DM, 2. überarbeitete Auflage 1999, **ISBN 3-9800985-8-3**

Der Energiekörper im Feld der Reikikraft
Eine gelungene Synthese spiritueller Erkenntnisse, Psychologie und moderner Physik, über die lebensenergetischen Prozesse, sowohl im äußeren wie im inneren Erfahrungsbereich. Sie lernen, wie Symbole auf das Bewusstsein wirken und wie es zur Öffnung der Energiezentren kommt. Systematisch werden Sie mit der Dynamik der Chakraphysiologie vertraut gemacht und erfahren Grundlegendes über ihre Bedeutung im spirituellen Wachstumsprozess. Im praktischen Teil, finden Sie anhand des Bildmaterials Behandlungsvorschläge bei Chakradissonanzen und die Anwendungsmöglichkeiten der Energieübertragung. Der letzte Abschnitt, befasst sich mit dem Sterbebeistand. F.15x21, S.305, Paperback, 57 Abb., fünf Übersichtstabellen u. Stichwortregister, 34,50- DM, kartoniert, 3. Auflage, **ISBN 3-98000985-5-9**

Bestellungen bei allen Buchhandlungen im deutschsprachigen Raum!

Bei Rückfragen oder Lieferhindernisse: VNB-Verlag, Wildshuterstr. 10,
83413 Fridolfing, Tel. 08684/ 98 46 48 Fax: 08684/ 98 46 47